DAS VERLETZTE KIND IN DIR

Entwicklungstrauma verstehen, das innere Kind heilen und alte Muster durchbrechen

Impressum

Herausgeber:
Bookmundo (Mijnbestseller Nederland B.V.) | Delftestraat 33 |
3013AE Rotterdam
Verlagsportal: Bookmundo
Gedruckt in Deutschland
ISBN: 978-3-911326-24-7

Tag der Veröffentlichung: 12.02.2026

Inhalt

Einleitung

Schön, dass du hier bist.
Vielleicht hältst du dieses Buch in den Händen, weil du spürst, dass da etwas in dir ist, das gesehen werden will. Ein leises Weinen, eine alte Wut oder eine tiefe Leere, die du dir im Alltag oft nicht erklären kannst.

Dieses Buch ist kein klassischer Ratgeber, der dir von oben herab erklärt, wie du dich „optimieren" kannst. Es ist eine Einladung. Eine Einladung an dich selbst – und an das Kind, das du einmal warst.

Dieses Kind lebt noch immer in dir. Es ist der Teil von dir, der heute vielleicht noch immer Angst hat, nicht zu genügen. Es ist der Teil, der in Beziehungen Mauern hochzieht, um nicht wieder verletzt zu werden. Es ist der Teil, der sich nach bedingungsloser Liebe sehnt, während er gleichzeitig glaubt, sie nicht verdient zu haben.

Vielleicht hast du gelernt, im Außen perfekt zu funktionieren. Du hast gelernt, stark zu sein, zu lächeln und deine Bedürfnisse ganz weit hinten anzustellen. Aber tief im Inneren spürst du: Da ist eine Wunde, die nie ganz verheilt ist.

Dieses Buch ist für dieses Kind.

Wir werden gemeinsam dorthin gehen, wo es wehtut – aber wir gehen dort nicht hin, um im Schmerz zu versinken. Wir gehen dorthin, um das Kind von damals an die Hand zu nehmen und ihm zu sagen: „Ich bin jetzt da. Du bist sicher. Du musst das nicht mehr alleine tragen."

Die Reise zum inneren Kind ist der Weg zurück zu deinem wahren Kern. Zu der Lebensfreude und dem Frieden, die unter all den Schutzmauern vergraben liegen.

Lass dir Zeit beim Lesen. Es gibt kein Tempo, das du einhalten musst. Es gibt kein „Richtig" oder „Falsch". Hier darfst du einfach sein. Mit all deinen Narben, mit all deinen Tränen und mit all deiner Hoffnung.

Dieses Buch ist ein sicherer Ort für dich. Ein Raum, in dem Heilung beginnen darf.

Denn du bist es wert, heil zu werden.
Nicht, weil du etwas leisten musst – sondern einfach, weil du du bist.

Lass uns den ersten Schritt gemeinsam gehen.

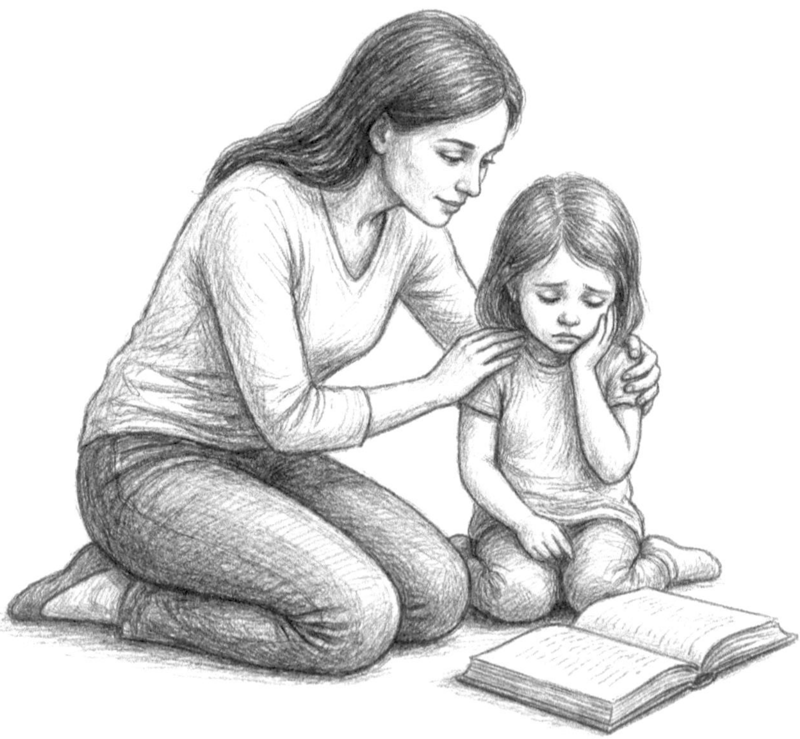

Das Telefon klingelt.
Ein kurzes Gespräch führen.
Den Raum verlassen.
Kleinigkeiten, sagt man.
Doch für das verletzte Kind in mir sind sie heute wie ein Gewitter,
vor dem es kein Entkommen gibt.
Ich spüre die Enge in der Brust.
Diese Angst.
Diese Starre.
Diese Ohnmacht.
Ich fühle mich schuldig, weil ich noch immer nicht
„darüber hinweg" bin – und gleichzeitig überfordert,
weil ich versuche, heute erwachsen zu sein.
Entwicklungstrauma ist nicht nur Erinnerung.
Es ist das Echo, das in mir nachhallt.
Und die Wunde, die niemand sieht,
weil ich sie so gut verstecke.

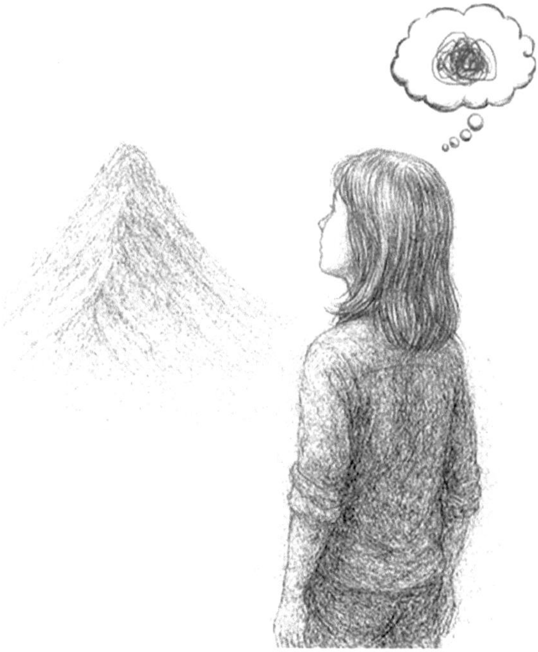

Kapitel 1

Wenn das Kind in dir leise schreit

Es gibt Momente, da bricht das Fundament in dir zusammen. Nicht, weil du plötzlich schwach geworden bist, sondern weil du viel zu lange eine Last getragen hast, die nie für die Schultern eines Kindes bestimmt war. Ein tiefer Schmerz, der oft keine Worte hat. Eine Erschöpfung, die nicht im Körper, sondern in der Seele sitzt.

Vielleicht bist du genau an diesem Punkt. Nach außen hin funktioniert dein Leben. Du erledigst deine Aufgaben, du antwortest auf Nachrichten, du lächelst. Aber innerlich bist du längst verstummt. Du fühlst dich leer, haltlos oder ständig unter Strom, ohne genau zu wissen, warum.

Schon sehr früh hast du gelernt, dass du nur dann sicher bist, wenn du dich anpasst. Dass Liebe und Aufmerksamkeit etwas sind, das man sich verdienen muss – durch Gehorsam, durch Leistung oder indem man schlichtweg keine Umstände macht. Sätze wie „Hör auf zu weinen“, „Stell dich nicht so an“ oder „Andere haben es viel schwerer“ hallen noch heute in dir nach wie Befehle. Sie sind zu den unsichtbaren Mauern geworden, in denen dein wahres Ich gefangen ist.

Du hast begonnen, dich selbst zu übergehen, um dazuzugehören. Jeden Tag ein bisschen mehr.

Doch das war niemals Stärke.
Es war dein Überlebenskampf.

Das verletzte Kind in dir zeigt sich heute nicht immer durch Tränen.

Manchmal zeigt es sich durch eine plötzliche Wut, die dich selbst erschrickt.

Manchmal fühlt es sich an wie eine bleierne Leere, die dich daran hindert, morgens aufzustehen. Und oft ist es einfach dieses nagende Gefühl: „Ich bin nicht gut genug. Ich reiche nicht aus."

Was du fühlst, ist kein Fehler in deinem System. Es ist nicht „zu empfindlich" oder „übertrieben". Es ist die ehrliche Antwort deines Nervensystems auf deine Geschichte.
Und diese Antwort darf endlich laut werden.

Diese Schwere, die du heute trägst, ist ein Signal. Ein SOS-Ruf deines inneren Kindes aus der Vergangenheit:
„Ich kann das nicht mehr alleine tragen. Ich brauche dich jetzt."

Entwicklungstrauma ist oft nicht nur das, was Schlimmes passiert ist. Es ist vor allem das, was gefehlt hat: Der Schutz, das Gesehenwerden, die bedingungslose Geborgenheit.
Es ist die Trauer um die Kindheit, die du nie wirklich hattest.

All dieser Schmerz will nicht länger wegerklärt oder weggedrückt werden. Er will gefühlt werden. Gesehen. Gehalten.

Unsere Welt hat wenig Geduld für Menschen, die nicht reibungslos „funktionieren". Aber genau deshalb bietet dir dieses Buch diesen Raum. Einen Ort, der dich nicht optimieren will, sondern der dich trägt.

Du musst nichts beweisen.
Du darfst einfach nur atmen.
Und deinem inneren Kind zum ersten Mal das geben, was es damals so sehr vermisst hat:

Deine ungeteilte Aufmerksamkeit.

Übung 1 – Schreib deinem verletzten Kind

Schließe für einen Moment die Augen. Atme tief in deinen Bauch. Stell dir das Kind vor, das du einmal warst – vielleicht in einem Moment, in dem es sich allein, unverstanden oder klein gefühlt hat.

Wie sieht es aus?
Wo in deinem Körper spürst du dieses Kind heute am deutlichsten?

Nimm dir einen Stift und schreib diesem Kind einen Brief. Oder lass das Kind dir schreiben.
Hab keine Angst vor dem, was kommt. Es gibt kein „falsch".

Du kannst so beginnen:

„**Liebes Kind in mir**, ich habe versucht, dich zu überhören. Ich war so damit beschäftigt, stark zu sein, dass ich dich ganz vergessen habe. Aber jetzt bin ich hier..."

Oder lass das Kind antworten:

„Ich bin so müde vom Verstecken. Ich habe so lange darauf gewartet, dass du mich endlich siehst und mich nicht mehr alleine lässt..."

Schreib, was kommt.
Ohne Zensur.
Ohne Filter.

Es geht nur darum, dass dieses Kind endlich gehört werden will.

Reflexionsfragen

Wann hast du als Kind zum ersten Mal gespürt, dass du deine wahren Gefühle verstecken musst, um sicher zu sein?

Welche Sätze deiner Eltern oder Lehrer hörst du heute noch in deinem Kopf, wenn du einen Fehler machst?

Was trägst du heute für das Kind, das du damals warst (z.B. die Verantwortung für andere, ständigen Leistungsdruck)?

....

....

....

....

....

....

....

....

....

....

....

....

....

....

Welche Gefühle hast du damals verdrängt, um in deiner Familie „überleben“ zu können?

Wenn das Kind in dir heute einen einzigen Wunsch frei hätte – was würde es dir sagen?

....

....

....

....

....

....

....

....

....

....

....

....

....

....

Das verletzte Kind in dir ist nicht dein Ende.
Es ist der Anfang eines Weges,
der endlich gesehen werden will.
Vielleicht fühlst du gerade gar nichts.
Vielleicht fühlst du alles gleichzeitig.
Beides ist vollkommen okay.
Du musst heute nicht funktionieren.
Du darfst heute einfach nur da sein.
Denn manchmal ist der Satz
„Ich bin noch hier" der mutigste Schritt
zurück zu dir selbst.

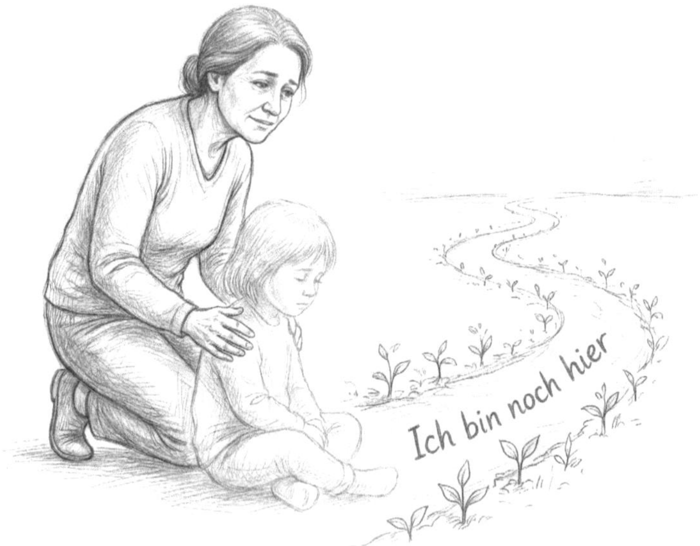

Der Alltag fordert mich.
Ich funktioniere wie eine Maschine,
die man vor langer Zeit programmiert hat.
Ich sage die richtigen Dinge.
Ich lächele zur richtigen Zeit.
Aber innerlich bin ich ein Kind,
das sich im dunklen Flur versteckt und hofft,
dass niemand bemerkt, wie sehr es zittert.
Ich habe Angst, dass man sieht, wie brüchig ich bin.
Dass man merkt, dass ich keine Ahnung habe,
wie man „einfach glücklich" ist.
Entwicklungstrauma ist kein Ereignis von „damals".
Es ist die Art, wie ich heute atme.
Wie ich heute noch immer um Erlaubnis bitte,
einfach nur zu existieren.
Ich funktioniere, aber ich bin nicht da.
Noch nicht.

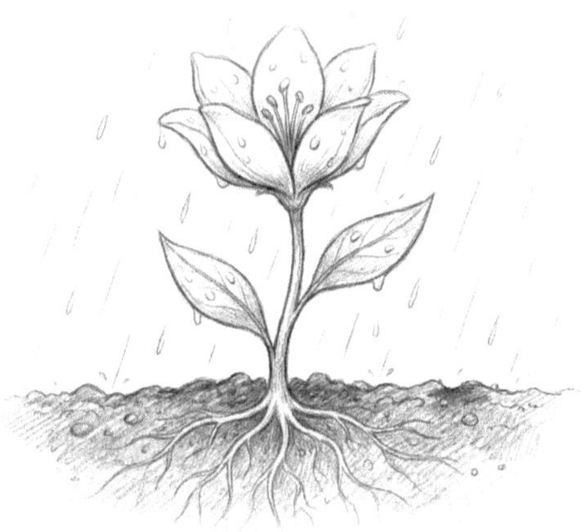

„Du weinst, und sie seufzt genervt.
Du lachst zu laut, und sie schaut dich an,
als wärst du peinlich.
Du brauchst etwas,
und in ihren Augen siehst du:
Schon wieder.
Immer du.
Kannst du nicht einfach einfach sein?
Ein Kind versteht das nicht.
Es denkt nur:
Ich bin das Problem.
Ich bin zu viel.
Und 30 Jahre später
entschuldigst du dich noch immer
dafür, dass du existierst."

Kapitel 2

Dein Schmerz darf endlich sein

Es gibt eine Phase auf dem Weg der Heilung, die sich fast unerträglicher anfühlt als das jahrelange Funktionieren davor. Es ist der Moment, in dem du aufhörst, die Zähne zusammenzubeißen.

Du funktionierst nicht mehr wie vorher, aber du weißt auch noch nicht, wie ein Leben ohne diese ständige Anspannung aussehen soll. Die Fassade, die du über Jahrzehnte mühsam instand gehalten hast, bekommt Risse. Du beginnst zu fühlen – und das, was da zum Vorschein kommt, ist erst einmal kein Licht.
Es ist Schmerz.
Ein alter, tiefer, fast fremder und doch erschreckend vertrauter Schmerz.

Vielleicht denkst du jetzt, du müsstest ihn sofort wieder „lösen". Du müsstest positiv denken, weitermachen oder den Schmerz einfach „loslassen". Aber was, wenn genau dieser Versuch – den Schmerz wegzumachen – der Fehler war? Was, wenn diese Traurigkeit kein Rückschritt ist, sondern der erste ehrliche Moment deines Lebens?

Viele Menschen mit Entwicklungstrauma tragen eine riesige, unerkannte Trauer in sich. Trauer über das, was damals war. Noch mehr aber: Trauer über das, was nie war. Trauer über den Schutz, den du nie hattest. Über die Wärme, die gefehlt hat.

Über das Kind, das nie einfach nur Kind sein durfte, sondern schon früh die Last der Erwachsenen mitgetragen hat.

Diese Traurigkeit ist keine Schwäche. Sie ist die ehrliche Antwort deines inneren Kindes, das endlich die Erlaubnis bekommt, aufzuhören zu kämpfen.
Es ist schwer, das auszuhalten.

Denn wenn du beginnst, die alten Wunden zu spüren, kommt oft auch eine große Orientierungslosigkeit. Du weißt nicht, wohin mit dir. Du weißt nur: So wie bisher geht es nicht mehr.
Das ist der Zwischenraum.
Der Ort zwischen dem alten Ich, das du durch Überlebensstrategien erschaffen hast, und dem neuen Ich, das du noch nicht kennst.

Und genau hier, in diesem Raum, darf dein Schmerz endlich sein.

Du darfst trauern um die Kindheit, die dir genommen wurde.
Du darfst wütend sein über das, was du allein durchstehen musstest.
Du darfst zerbrechen, ohne dich dabei zu verlieren.
In diesem Schmerz liegt keine Gefahr.
Er ist schmerzhaft, ja. Aber er ist wahrhaftig.
Er ist der Raum, in dem du dir zum ersten Mal ohne Maske begegnest.
Ohne die Rolle des „Starken“, des „Unkomplizierten“ oder des „Perfekten“.

Viele flüchten genau an diesem Punkt wieder – in neue Projekte, in Ablenkung oder in die Kontrolle. Aber dort, wo du nicht hinschauen willst, wartet dein wahres Ich. Es wartet darauf, dass du bleibst.

Nur für einen Moment.

Lang genug, um nicht mehr vor dir selbst wegzulaufen.
Denn wenn du dir erlaubst, diesen Schmerz zu fühlen, ohne ihn wegerklären zu wollen – dann beginnt etwas Neues.

Kein schnelles Happy End, aber ein tiefer, ehrlicher Anfang.

Übung 2 – Der Raum für das Ungesagte

Nimm dir ein leeres Blatt Papier.
Schreib ganz oben die Frage:

„Was bleibt von mir übrig, wenn ich nicht mehr stark sein muss?“

Und dann... schreib nicht nur Gedanken auf.
Lass kommen, was kommt.

Vielleicht sind es nur einzelne Worte wie „Angst“, „Einsamkeit“ oder „Wut“.
Vielleicht bleibt das Blatt auch erst einmal leer, weil die Leere in dir so groß ist.

Das ist okay.

Es geht nicht um die perfekte Antwort.
Es geht darum, diesen Moment auszuhalten, ohne dich wieder selbst zu verlassen.
Sei einfach da.
Mit deinem Stift und deinem Blatt.

Reflexionsfragen

Welche Traurigkeit aus meiner Kindheit trage ich heute noch mit mir herum, obwohl ich immer dachte, ich sei „darüber hinweg“?

Was genau macht mir am meisten Angst, wenn es in mir ganz still wird?

....

....

....

....

....

....

....

....

....

....

....

....

....

....

Welche Rollen (z.B. der Helfer, der Klassenclown, der Stille) haben mir früher Sicherheit gegeben, fühlen sich heute aber nur noch wie ein Gefängnis an?

....

....

....

....

....

....

....

....

....

....

....

....

....

....

Was fehlt mir am meisten, wenn ich aufhöre, mich abzulenken?

....

....

....

....

....

....

....

....

....

....

....

....

....

....

Was wäre, wenn dieser Schmerz nicht mein Ende, sondern die Tür zu meiner Freiheit ist?

....

....

....

....

....

....

....

....

....

....

....

....

....

....

“

Du hast so lange versucht,
die Welt für alle anderen zu retten.
Du hast dich verausgabt, damit es niemandem schlecht geht.
Damit niemand wütend wird.
Damit niemand dich verlässt.
Aber die wichtigste Person
hat die ganze Zeit im Schatten gewartet.
Du selbst.
Es ist okay, die Rettung der Welt aufzugeben,
um endlich dein eigenes Herz nach Hause zu holen.

”

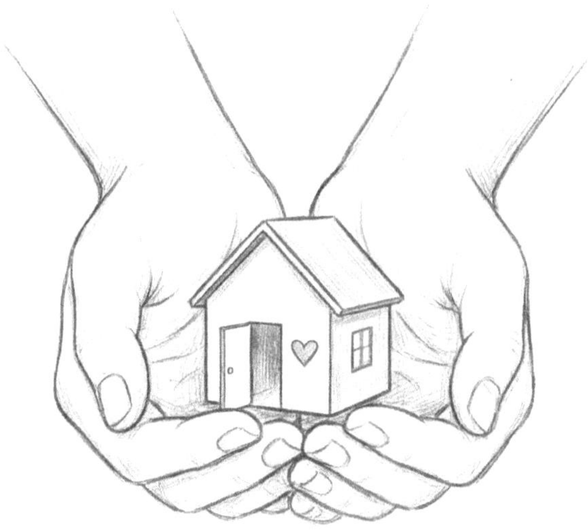

Ich funktioniere nicht.
Ich starre die Wand an.
Ich antworte niemandem.
Nicht, weil ich unhöflich bin.
Sondern weil mein System auf „Pause" gedrückt hat.
Mein Körper fühlt sich an wie Blei.
Jeder Gedanke an morgen ist eine Überforderung.
Und während ich in mir selbst verschwinde, flüstert mir mein Kopf ein:
„Du darfst so nicht sein.
Du musst dich zusammenreißen."
Aber mein verletztes Kind weiß es besser.
Es braucht keine Motivationssprüche.
Es braucht keine Lösungen.
Es braucht einfach nur die Erlaubnis,
dass dieser Zustand jetzt gerade genau so sein darf.
Trauma ist nicht nur der Schmerz von damals.
Es ist der stumme Schrei nach einem Halt, den es damals nie gab.
Und heute bin ich derjenige, der diesen Halt geben muss.
Indem ich einfach nur bleibe.
Auch wenn es wehtut.

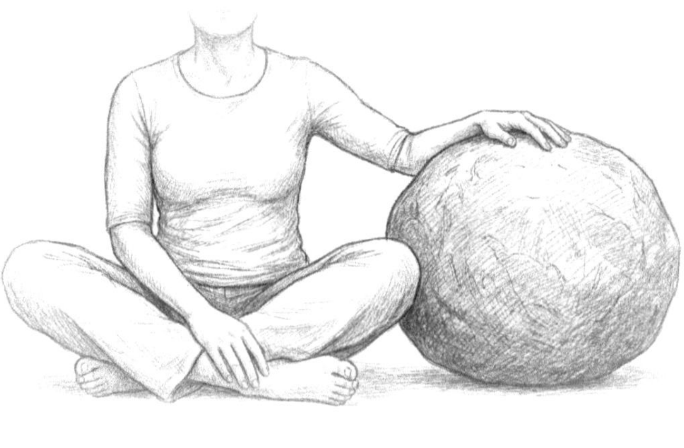

„Ich hasse mich dafür,
dass ich so schwach bin.
Dass ich weine.
Dass ich zusammenbreche.
Dass ich nicht funktioniere.
Andere schaffen es doch auch.
Meine Mutter hat gesagt:
„Heul nicht.
Das macht alles nur schlimmer."
Also habe ich gelernt:
Schwäche ist widerlich.Heute bin ich 27.
Und verachte mich
für jeden Moment,
in dem ich nicht stark genug bin."

Kapitel 3

Niemand kam, um dich zu retten – bis jetzt

Es ist eine der schmerzhaftesten Erkenntnisse auf dem Weg der Heilung: Das Kind, das du warst, hat gewartet.
Es hat gewartet, dass die Tür aufgeht und jemand sagt:
„Ich sehe, wie sehr du leidest.
Ich nehme dir diese Last ab.
Du bist hier sicher."
Doch für viele von uns kam dieser Jemand nicht.

Vielleicht waren deine Eltern körperlich anwesend, aber emotional unerreichbar. Vielleicht waren sie selbst in ihren eigenen Traumata gefangen, oder sie waren sogar die Quelle deiner Angst. Du musstest Strategien entwickeln, um alleine klarzukommen. Du hast gelernt, deine Bedürfnisse zu unterdrücken, weil ohnehin niemand da war, der sie erfüllt hätte.

Diese Einsamkeit von damals sitzt heute oft noch tief in deinen Zellen.
Sie zeigt sich in dem Gefühl, alles alleine schaffen zu müssen.
In der Unfähigkeit, um Hilfe zu bitten.
Oder in der tiefen Überzeugung, dass du im Kern eigentlich ganz allein auf dieser Welt bist.
Doch heute gibt es eine lebensverändernde Nachricht für dein inneres Kind:
Die Rettung ist da.
Und diese Rettung bist du.

Das klingt im ersten Moment vielleicht enttäuschend oder sogar überfordernd. „Ich soll mich selbst retten?
Ich bin doch selbst am Ende meiner Kräfte!“
Doch genau hier liegt die Kraft der Heilung.
Als Kind warst du abhängig. Du konntest nicht gehen.
Du konntest die Situation nicht ändern.
Du warst den Umständen ausgeliefert.

Aber der Erwachsene, der du heute bist, ist nicht mehr hilflos.
Du hast heute die Stimme, die du damals nicht hattest.
Du hast die Arme, die dich damals nicht gehalten haben.
Du hast das Bewusstsein, das damals fehlte.

Heilung bedeutet, die Zeitreise anzutreten.
Nicht, um die Vergangenheit ungeschehen zu machen – das können wir nicht. Sondern um dem Kind von damals heute die Sicherheit zu geben, die es damals so verzweifelt gesucht hat.

Wenn du heute beginnst, dich um dein inneres Kind zu kümmern, bricht der Bann der Vergangenheit.

Du bist nicht mehr das Opfer deiner Kindheit.

Du wirst zum liebevollen Beschützer deines eigenen Lebens.

Übung 3 – Die Brücke der Sicherheit

Setz dich bequem hin.
Stell dir vor deinem inneren Auge einen Raum vor, der vollkommen sicher ist.
Nur du hast den Schlüssel.

In diesem Raum sitzt das kleine Kind, das du einmal warst.
Es wartet dort schon sehr lange.

Geh langsam auf dieses Kind zu.
Du musst nichts sagen.
Du musst nichts tun.
Setz dich einfach daneben.
Spüre den Moment, in dem das Kind bemerkt:

„Da ist jemand. Ich bin nicht mehr allein.“

Sag diesem Kind ganz leise im Geiste:

„Ich weiß, dass niemand kam.
Es tut mir leid, dass du so lange warten musstest.
Aber ich bin jetzt hier.
Und ich gehe nie wieder weg.“

Reflexionsfragen

In welchen Situationen heute fühlst du dich wieder so hilflos und allein wie das Kind von damals?

Wenn du damals eine „rettende Person" gehabt hättest – was hätte diese Person tun oder sagen müssen, damit du dich sicher fühlst?

Was hindert dich heute am meisten daran, dir selbst Schutz und Geborgenheit zu geben?

....

....

....

....

....

....

....

....

....

....

....

....

....

....

Welche alten Überlebensstrategien (z.B. „Ich mache alles allein“) kannst du heute langsam loslassen, weil du jetzt erwachsen bist?

....

....

....

....

....

....

....

....

....

....

....

....

....

....

Welchen kleinen Schritt der Selbstfürsorge kannst du heute tun, um deinem inneren Kind zu zeigen: „Ich passe auf dich auf"?

....

....

....

....

....

....

....

....

....

....

....

....

....

....

Erlaube dir die Traurigkeit.
Sie ist nicht dein Feind,
sondern der Ausdruck deiner tiefsten Wahrheit.
Sie ist der lebendige Beweis, dass der Überlebensmodus endet
und das echte Leben beginnt.
Dass du den Mut hast, die Betäubung abzulegen.
Wenn du heute weinst, ist das kein Rückschritt.
Es ist das Aufbrechen der alten Schale.
Ein Schritt zurück zu deiner wahren Stärke.

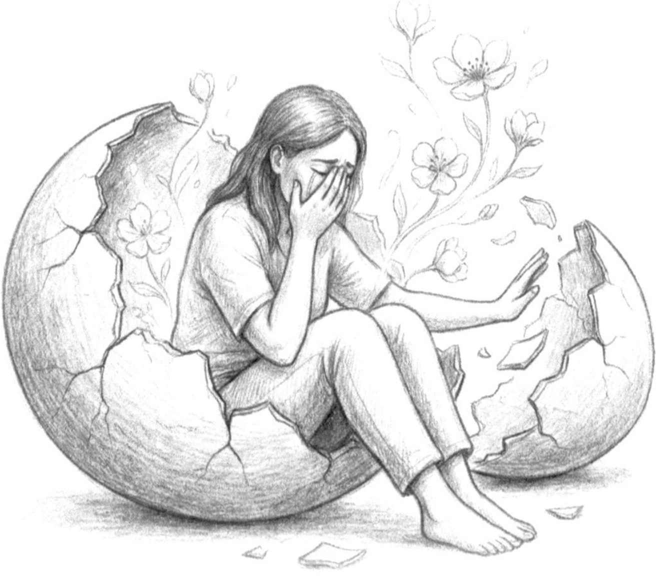

Ich habe immer gewartet.
An Fenstern, an Türen, in meinen Träumen.
Ich habe gewartet, dass jemand sagt:
„Ich sehe dich."
Dass jemand die Dunkelheit vertreibt.
Und heute verstehe ich:
Das Warten ist vorbei.
Nicht, weil die anderen sich geändert haben.
Sondern weil ich aufgehört habe, nach außen zu schauen.
Ich bin die Antwort auf mein eigenes Gebet.
Ich bin der Halt, den ich gesucht habe.
Es ist ein langer Weg von der Hilflosigkeit zur Selbstliebe.
Aber ich habe angefangen zu laufen.

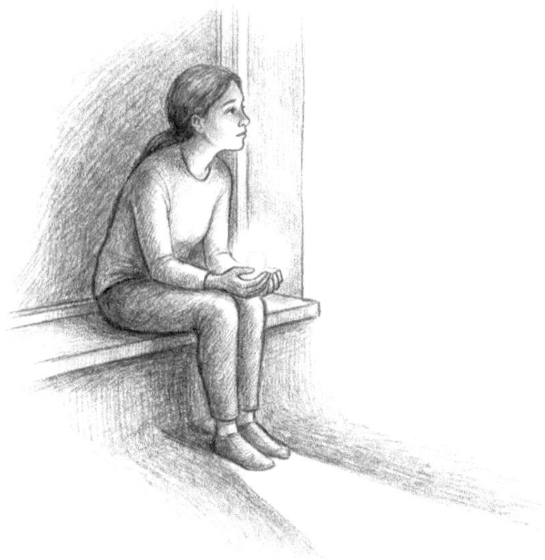

„Ich renne weg.
Jedes Mal.
Wenn jemand zu nah kommt.
Er ist perfekt.
Liebevoll.
Will mich halten.
Und ich sabotiere alles.
Nicht weil ich ihn nicht will.
Sondern weil ich mit
sieben gelernt habe:
Menschen, die dich lieben,
tun dir weh.
Also gehe ich vorher.
Immer.“

Kapitel 4

Die Leere der Verlassenheit

Es gibt ein Gefühl, das schwerer wiegt als akuter Schmerz:
Es ist die Leere.
Eine Art emotionales schwarzes Loch in der Brust, das sich oft dann meldet, wenn es im Außen ganz still wird. In der Psychologie nennen wir das oft die „existenzielle Einsamkeit" des verletzten Kindes.

Vielleicht kennst du das: Du bist unter Menschen, du hast Freunde, vielleicht eine Partnerschaft – und doch fühlst du dich innerlich vollkommen isoliert.
Als gäbe es eine unsichtbare Glaswand zwischen dir und dem Rest der Welt.
Diese Leere ist das Echo deiner Verlassenheit von damals

.
Verlassenheit bedeutet bei einem Kindheitstrauma nicht immer, dass die Eltern physisch weg waren. Oft waren sie da, aber sie waren emotional nicht erreichbar. Sie haben dich nicht „gespiegelt".
Wenn ein Kind in die Augen seiner Bezugspersonen blickt und dort keine Resonanz findet – kein Lächeln, kein Verstehen, kein Mitfühlen –, dann lernt es:

„Ich bin nicht wichtig. Ich bin unsichtbar. Ich bin nicht genug, um geliebt zu werden."

Aus diesem Mangel entsteht ein tiefes Loch im Selbstwert.
Heute versuchst du vielleicht, dieses Loch zu füllen: durch ständiges Tun, durch Perfektionismus, durch die Sorge um andere oder durch Konsum. Aber die Leere lässt sich nicht von außen füllen.

Sie ist ein Hunger deines inneren Kindes nach echter Verbindung.
Diese Leere macht Angst.

Sie fühlt sich an wie ein bodenloser Abgrund.
Doch Heilung beginnt dort, wo wir aufhören, vor dieser Leere wegzulaufen.
Wenn wir verstehen, dass diese Leere kein Defekt in uns ist, sondern der heilige Raum, in dem das Kind von damals auf uns wartet.

Übung 4 – Die Leere halten

Nimm dir einen Moment Zeit und setz dich ruhig hin.
Spüre in deinen Körper.
Wo sitzt diese Leere?
Fühlt sie sich kalt an? Schwer?
Wie ein hohler Raum?

Versuche einmal, dieses Gefühl nicht wegzudrücken.
Sag innerlich zu dieser Leere:
„Ich sehe dich. Ich spüre, wie einsam du dich anfühlst."

Stell dir vor, du könntest dich einfach an den Rand dieses „Loches" in dir setzen, wie an ein Lagerfeuer.
Du musst es nicht füllen.
Du musst es nicht reparieren.
Du bleibst einfach nur dort sitzen und hältst dem Kind in dir die Treue, das sich so lange unsichtbar gefühlt hat.

Atme ruhig weiter.

Du bist jetzt der Zeuge deines eigenen Schmerzes.

Reflexionsfragen

In welchen Momenten deines Alltags spürst du die innere Leere am stärksten?

....

....

....

....

....

....

....

....

....

....

....

....

....

....

....

Was tust du normalerweise, um dieses Gefühl schnell wieder loszuwerden (z.B. Ablenkung, Arbeit, Fernsehen)?

....

....

....

....

....

....

....

....

....

....

....

....

....

....

Erinnerst du dich an Situationen als Kind, in denen du dich „unsichtbar“ oder emotional allein gelassen gefühlt hast?

....

....

....

....

....

....

....

....

....

....

....

....

....

....

Welchen Satz hättest du damals am dringendsten hören müssen, als du dich so einsam gefühlt hast?

....

....

....

....

....

....

....

....

....

....

....

....

....

....

Wie würde es sich anfühlen, wenn die Leere kein Feind wäre, sondern ein Teil von dir, der einfach nur deine Nähe braucht?

Ich habe gelernt, die Leere zu überspielen.
Ich habe gelernt, die Stille zu füllen.
Mit Worten, mit Arbeit, mit dem Kümmern um andere.
Hauptsache, ich muss nicht spüren,
wie tief das Loch in meiner Mitte ist.
Trauma ist die Abwesenheit von Verbindung.
Zu den anderen, aber vor allem zu mir.
Heute fange ich an, die Glaswand einzureißen.
Nicht mit Gewalt.
Sondern indem ich mich traue, einfach nur da zu sein.
Ungeschminkt.
Ungefüllt.
Echt.

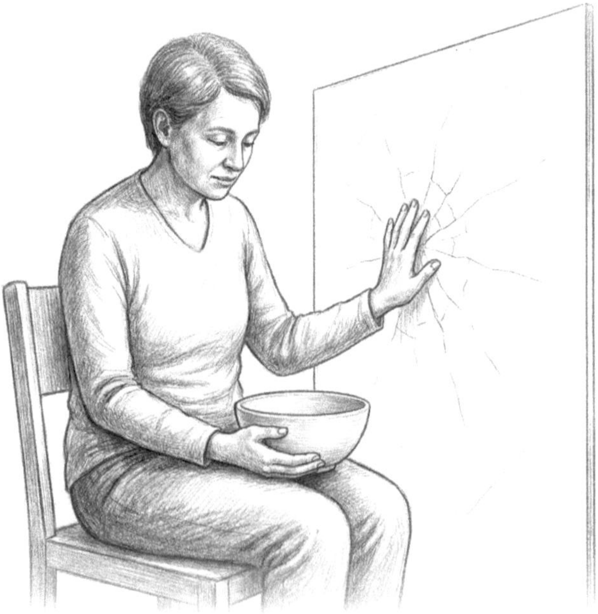

Ich bin in einem Raum voller Menschen.
Sie lachen, sie reden, sie berühren sich.
Und ich stehe mittendrin und fühle mich, als wäre ich aus Rauch.
Als könnte man einfach durch mich hindurchgreifen.
Diese Leere ist kein Mangel an Dingen.
Sie ist ein Mangel an mir selbst.
Ich habe mich so lange im Außen gesucht,
dass ich vergessen habe, dass ich in mir wohnen darf.
Das verletzte Kind in mir hat aufgehört zu rufen,
weil es glaubte, dass ohnehin niemand antwortet.
Heute antworte ich.
Leise.
Aber ich bin da.

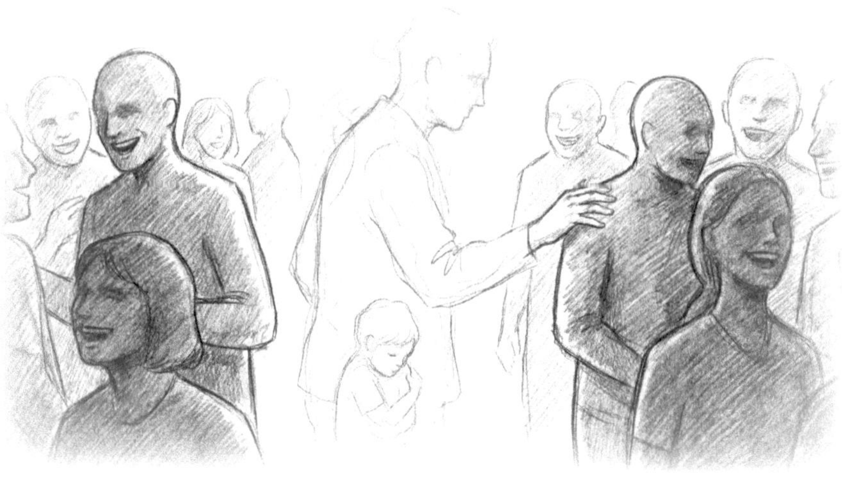

„Es bricht mir das Herz,
dass ich meine eigene Mutter
nicht lieben kann.
Ich sollte.
Sie hat mir ein Dach über
dem Kopf gegeben.
Essen auf dem Tisch.
Aber sie hat nie gefragt,
wie es mir geht.
Sie hat mich nie umarmt.
Nie gesagt, dass sie stolz ist.
Nie gesehen, dass ich leide.
Heute bin ich 34.
Und fühle mich schuldig
für das, was ich nicht fühlen kann.“

Kapitel 5

Der innere Kritiker: Die Stimme der Vergangenheit

Hast du dich jemals gefragt, warum du so hart zu dir selbst bist? Warum du dich für Fehler bestrafst, die du anderen längst verziehen hättest? Warum in deinem Kopf eine Stimme wohnt, die ständig flüstert:
„Das schaffst du eh nicht“,
„Du bist zu viel“ oder *„Du bist nicht gut genug“?*

Diese Stimme ist nicht deine eigene. Sie ist das Echo der Vergangenheit.

Wenn wir als Kinder keine bedingungslose Annahme erfahren, wenn wir kritisiert, korrigiert oder ignoriert wurden, dann haben wir eine Überlebensstrategie entwickelt: Wir haben die Kritik der Erwachsenen verinnerlicht. Wir haben angefangen, uns selbst zu kritisieren, bevor es jemand anderes tun konnte.
In der Psychologie nennen wir das „Introjektion“.

Der innere Kritiker ist eigentlich ein verzweifelter Beschützer.
Er glaubt, wenn er dich nur hart genug antreibt, perfekt zu sein, dann wirst du nie wieder abgelehnt oder verletzt. Er versucht, dich vor dem Schmerz der Kindheit zu bewahren, indem er dich klein hält.

Doch was früher vielleicht dein Überleben gesichert hat, erstickt heute dein Leben. Diese Stimme hindert dich daran, glücklich zu sein, Risiken einzugehen oder dich einfach mal auszuruhen. Sie macht aus deinem inneren Garten ein Schlachtfeld.

Heilung bedeutet nicht, den Kritiker „auszuschalten" – das funktioniert meistens nicht. Heilung bedeutet zu erkennen:

Das ist nicht meine Wahrheit.

Das sind die Sätze meiner Mutter, meines Vaters oder meiner Lehrer. Es ist die Stimme des Kindes, das Angst hat, wieder verstoßen zu werden.
Wir können lernen, dieser Stimme eine neue, liebevolle Kraft entgegenzusetzen.
Nicht durch Kampf, sondern durch Mitgefühl.

Übung 5 – Dem Kritiker einen Namen geben

Nimm dir ein Blatt Papier.
Wenn die kritische Stimme das nächste Mal laut wird, versuche, sie zu personifizieren.
Wie sieht sie aus? Wie klingt sie?
Ist sie schrill? Kalt?

Gib dieser Stimme einen Namen (vielleicht „Der Aufseher", „Die Perfekte" oder einfach „Die Angst").
Wenn du sie als etwas Separates von dir wahrnimmst, verliert sie ihre Macht. Schreib einen Satz auf, den der Kritiker oft sagt. Und dann schreib darunter, was dein inneres Kind eigentlich von dir hören müsste.

Kritiker: „Du hast wieder versagt."

Deine neue Antwort: „Ich sehe, dass du gerade Angst hast, Fehler zu machen. Aber du bist sicher. Ich bin stolz auf dich, dass du es versucht hast."

Du bist jetzt nicht mehr die Stimme der Vergangenheit, sondern die Stimme der Geborgenheit für dich selbst.

Reflexionsfragen

Welchen Satz deines inneren Kritikers hörst du am häufigsten?

Wessen Stimme aus deiner Kindheit (Mutter, Vater, Lehrer etc.) ähnelt dieser innere Kritiker am meisten?

....

....

....

....

....

....

....

....

....

....

....

....

....

....

In welchen Situationen wird der Kritiker besonders laut (z.B. bei Fehlern, bei Ruhe, bei Erfolg)?

....

....

....

....

....

....

....

....

....

....

....

....

....

....

Was würde passieren, wenn du für einen ganzen Tag aufhörst, an die Sätze deines Kritikers zu glauben?

....

....

....

....

....

....

....

....

....

....

....

....

....

....

Wie fühlt sich dein Körper an, wenn der Kritiker spricht (z.B. Enge im Hals, Druck im Magen)?

....

....

....

....

....

....

....

....

....

....

....

....

....

....

Du bist nicht die Stimme in deinem Kopf.
Du bist derjenige, der sie hört.
Du bist nicht deine Selbstzweifel.
Du bist der Mensch, der trotz dieser Zweifel jeden Tag aufsteht.
Die harten Worte, die du gegen dich selbst richtest,
sind nur alte Narben, die noch immer brennen.
Es ist Zeit, die Peitsche wegzulegen und
zum ersten Mal deine eigene Hand zu halten.

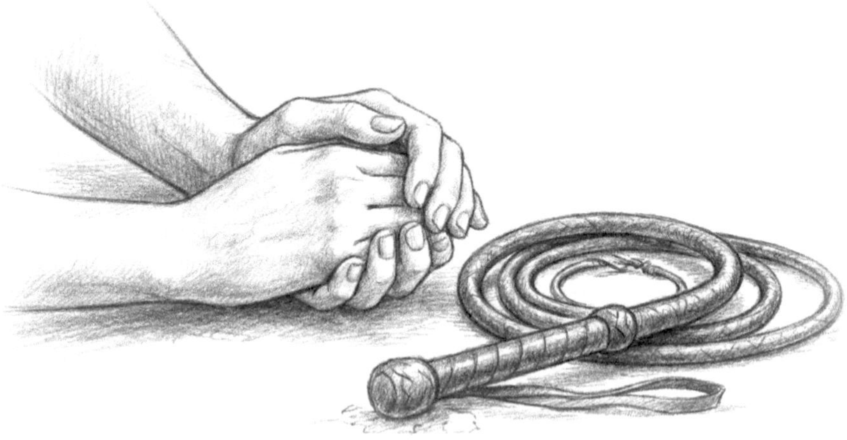

Ich bin mein härtester Richter.
Ich kenne jede Schwachstelle, jede Unsicherheit, jedes Zögern.
Und ich nutze sie gegen mich selbst.
Ich sage mir Dinge, die ich niemals einem Freund sagen würde.
Warum?
Weil ich gelernt habe, dass Härte mein Schutz ist.
Dass Liebe nur für die Fehlerfreien reserviert ist.
Entwicklungstrauma ist die Unfähigkeit,
sich selbst mit gütigen Augen zu sehen.
Es ist der ständige Krieg gegen das eigene Herz.
Heute versuche ich zum ersten Mal, die Waffen niederzulegen.
Nicht, weil ich perfekt bin.
Sondern weil ich müde bin vom Kämpfen.

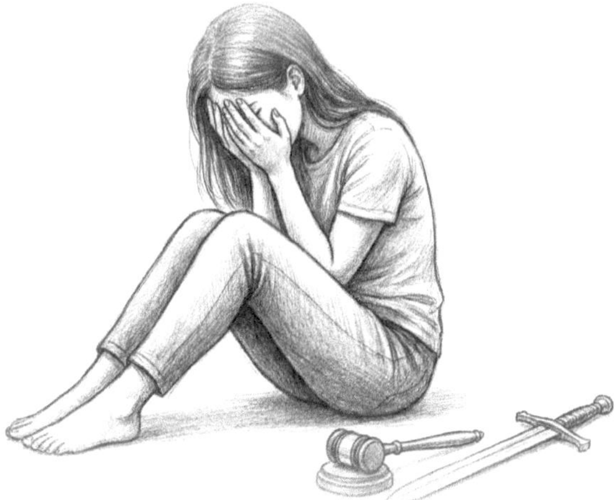

„Ich fühle mich für alles schuldig.
Der Kellner ist gestresst?
Meine Schuld.
Jemand ist sauer?
Meine Schuld.
Ich entschuldige mich.
Ständig.
Für Dinge, die ich nicht getan habe.
Mit vier habe ich gelernt:
Wenn Mama wütend ist,
liegt es an dir.
Heute bin ich 27.
Und trage eine Schuld,
die nie meine war.“

Kapitel 6

Ich habe mich verloren, um geliebt zu werden

Wann hast du zum ersten Mal gespürt, dass du nicht so sein darfst, wie du wirklich bist?
Wann hast du gelernt, dass deine laute Freude zu anstrengend, deine Wut zu gefährlich oder deine Traurigkeit zu belastend für die Menschen um dich herum war?

Für ein Kind ist Bindung überlebenswichtig.
Wenn wir die Wahl haben zwischen unserer Authentizität (unserem wahren Ich) und der Bindung zu unseren Eltern, werden wir uns als Kind immer für die Bindung entscheiden.
Wir können nicht anders.
Um sicher zu sein, um geliebt zu werden oder um einfach nur dazuzugehören, fangen wir an, uns zu verbiegen.

Wir bauen Masken. Vielleicht bist du das „brave Kind" geworden, das nie Probleme macht.
Vielleicht bist du der „Leistungsträger" geworden, der nur durch Bestnoten glänzt.
Vielleicht bist du der „Clown" geworden, der jede Spannung weglacht, oder der „Kümmerer", der die emotionalen Löcher der Eltern stopft.

Das Problem ist: Diese Rollen funktionieren.
Sie bringen uns Anerkennung, Ruhe oder zumindest die Abwesenheit von Ablehnung.

Aber der Preis dafür ist unvorstellbar hoch.

Während wir im Außen die perfekte Rolle spielen, verlieren wir im Inneren den Kontakt zu uns selbst.

Wir gewöhnen uns so sehr an die Maske, dass wir irgendwann vergessen, dass wir sie überhaupt tragen.

Wir fühlen uns leer und fremd im eigenen Leben, weil wir ein Leben führen, das darauf ausgerichtet ist, die Erwartungen anderer zu erfüllen.

Entwicklungstrauma bedeutet oft, dass man ein Profi darin geworden ist, die Bedürfnisse anderer zu lesen, während man die eigenen nicht einmal mehr spüren kann.
Du fehlst dir selbst.

Dein wahres Ich wartet irgendwo unter all den Schichten aus Anpassung und Gehorsam darauf, dass du es endlich wieder nach Hause holst.

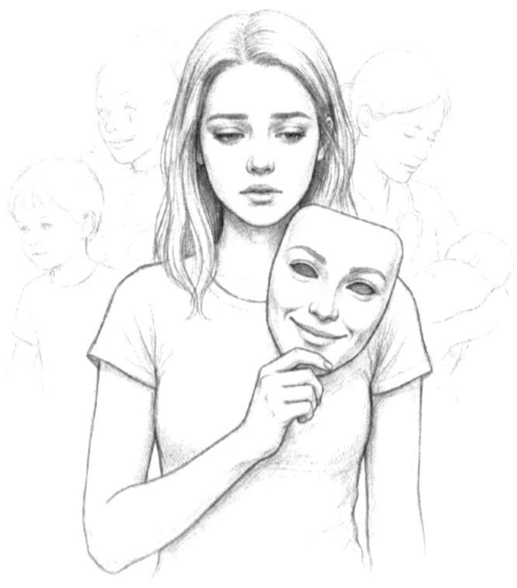

Übung 6 – Die Inventur der Masken

Nimm dir einen Moment Zeit und überlege:
Welche „Rollen“ nimmst du in verschiedenen Bereichen deines Lebens ein (Arbeit, Partnerschaft, Familie)?

Schreib diese Rollen auf:

Die Unkomplizierte (Ich sage immer ja, auch wenn ich nein meine).

Der Fels in der Brandung (Ich darf nie schwach sein).

Die Perfekte (Ich darf keine Fehler machen).

Frage dich bei jeder Rolle:
Was versuche ich durch dieses Verhalten zu vermeiden?
(Z.B. Ablehnung, Streit, das Gefühl, wertlos zu sein).

Und dann frage dich:
Was würde passieren, wenn ich diese Maske für nur fünf Minuten ablegen würde?

Reflexionsfragen

In welchen Situationen fühlst du dich heute am stärksten „verstellt“?

Welches Gefühl oder welches Bedürfnis musstest du als Kind am meisten verstecken, um geliebt zu werden?

Wer warst du, bevor man dir gesagt hat, wie du zu sein hast? (Erinnerst du dich an einen Funken deiner ursprünglichen Natur?)

....

....

....

....

....

....

....

....

....

....

....

....

....

....

Wie erschöpft fühlst du dich nach einem Tag, an dem du besonders „gut funktioniert" hast?

Was ist das Schlimmste, das passieren könnte, wenn du anfangen würdest, deine Wahrheit zu sprechen?

....

....

....

....

....

....

....

....

....

....

....

....

....

....

*Ich habe mich so sehr daran gewöhnt,
die Erwartungen der Welt wie einen schweren Mantel zu tragen,
dass ich ohne ihn friere.
Ich weiß gar nicht mehr,
wer ich unter all diesen Schichten eigentlich bin.
Ich bin eine Expertin darin geworden, zu erraten,
was du von mir brauchst – während ich selbst verhungere.
Heilung ist die Erlaubnis, endlich aufzuhören,
eine Version von mir zu sein,
nur damit andere sich wohlfühlen.*

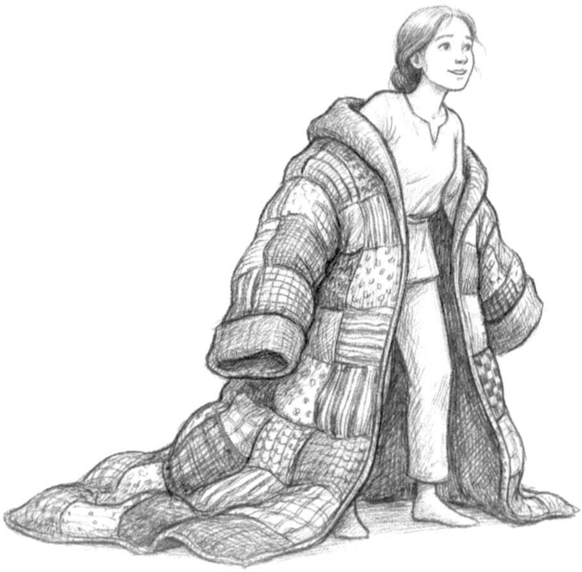

Ich schaue in den Spiegel und sehe eine Fremde.
Sie sieht gut aus.
Sie lächelt.
Sie hat alles im Griff.
Aber wenn ich ihr in die Augen sehe, sehe ich ein Kind,
das sich hinter der Glasscheibe versteckt.
Es hat Angst, dass man es sieht.
Es hat Angst, dass man merkt,
dass es gar nicht so perfekt ist, wie alle glauben.
Entwicklungstrauma ist das Gefühl,
dass die Liebe der Welt nur der Maske gilt –
und niemals dem Gesicht darunter.
Heute fange ich an, die erste Schicht abzutragen.
Ganz vorsichtig.
Nur für mich.

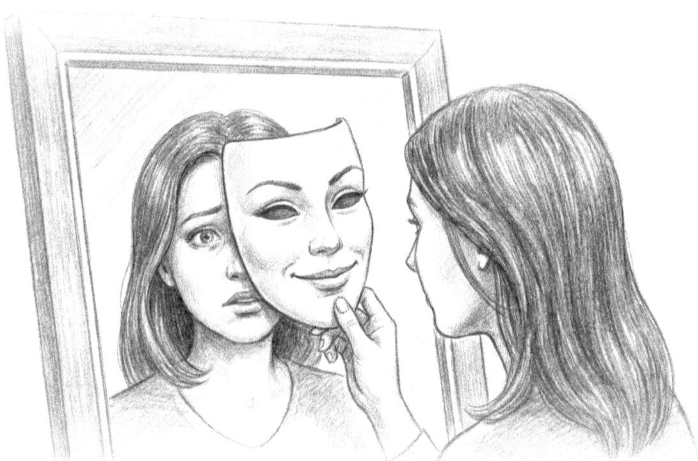

„Ich wünschte, ich hätte
nie Kinder bekommen.“
Du warst neun.
Und hast es gehört.
Nebenbei gesagt.
Am Telefon mit ihrer Freundin.
Sie hat nicht gemerkt, dass du da warst.
Aber du hast es gehört.
Und dieser Satz hat sich eingebrannt.
In jede Zelle deines Körpers.
Heute bist du erwachsen.
Und glaubst immer noch:
Ich bin der Fehler.
Ich bin das Problem.
Ich hätte nicht geboren werden sollen.“

Kapitel 7

Wer bin ich hinter all dem Schutzwall?

Entwicklungstrauma ist oft unsichtbar.
Aber es wiegt schwer.
Jeden Tag.
Es ist wie ein unsichtbarer Panzer, den du dir als Kind angelegt hast, um in einer Welt zu bestehen, die sich nicht sicher anfühlte.
Dieser Schutzwall hat dir damals das Überleben gesichert, aber heute trennt er dich von deinem eigentlichen Wesen.

Es gibt Phasen, da fühlst du dich einfach nur leer – und dieses Gefühl lässt dich nicht los. Vielleicht warst du viel zu lange stark, ohne es zu merken.
Vielleicht hast du dich selbst und deine eigenen Bedürfnisse so weit zurückgestellt, um irgendwie zu funktionieren, dass du dich heute fragst: *„Wer bin ich eigentlich, wenn ich nicht gerade versuche, die Erwartungen anderer zu erfüllen?"*.

Du kannst nicht gleichzeitig gegen deine Vergangenheit kämpfen und dich im Hier und Jetzt wieder aufbauen.
Heilung bedeutet, zu erkennen, dass du nicht länger auf dir selbst herumtrampeln musst in der Hoffnung, dadurch „besser" oder „richtiger" zu werden. Es gibt einen entscheidenden Unterschied zwischen der Verantwortung, die du heute für dein Leben übernimmst, und der ständigen Selbstbestrafung für die Wunden deiner Kindheit.

Hinter deinem Schutzwall wartet dein wahres Ich.
Es ist noch da.

Es ist nicht kaputt, es ist nur tief vergraben unter den Trümmern deiner Überlebenskämpfe.

Es ist Zeit, die Mauer Stein für Stein abzutragen – nicht mit Gewalt, sondern mit unendlicher Geduld.

Übung 7 – Die Erlaubnis zur Vergebung

Setz dich an einen ruhigen Ort.

Atme tief in den Bauch und spüre die Anspannung in deinen Schultern, in deinem Kiefer, in deiner Brust.
Das ist der Schutzwall, den dein Körper noch immer aufrechterhält.

Sprich die folgenden Sätze leise oder laut zu dir selbst:

„Ich verzeihe mir, dass ich mich selbst vergessen habe, um für andere sicher zu sein."

„Ich verzeihe mir, dass ich meine eigenen Grenzen missachtet habe, um dazuzugehören."

„Ich verzeihe mir, dass ich dachte, ich müsste perfekt funktionieren, um einen Platz in dieser Welt zu verdienen."

Spüre nach jedem Satz, wie dein inneres Kind reagiert.
Erlaube dir, zu fühlen, wie die Last ein kleines Stück leichter wird.

Reflexionsfragen

Welche Mauern habe ich in meiner Kindheit gebaut, um emotional zu überleben?

Was werfe ich mir heute noch regelmäßig vor, obwohl es eigentlich die Verantwortung der Erwachsenen von damals war?

....

....

....

....

....

....

....

....

....

....

....

....

....

....

Wofür mache ich mich innerlich noch immer verantwortlich, was ich als Kind niemals hätte kontrollieren können?

....

....

....

....

....

....

....

....

....

....

....

....

....

....

Wer war ich, bevor die Welt mir beigebracht hat, dass ich mich verstecken muss?

....

....

....

....

....

....

....

....

....

....

....

....

....

....

Was wäre heute ein kleiner Moment, in dem ich den Schutzwall ein Stück sinken lassen könnte – nur für mich?

....

....

....

....

....

....

....

....

....

....

....

....

....

....

Ich bin nicht die Summe meiner Schutzmechanismen.
Ich bin nicht die Angst, die mich nachts wachhält.
Ich bin nicht die Erschöpfung,
die sich wie Blei auf meine Glieder legt.
Ich bin der Mensch darunter.
Der, der noch immer hofft.
Der, der trotz allem noch hier ist.
Den Schutzwall zu verlassen, macht Angst.
Es fühlt sich an, als würde man nackt im Sturm stehen.
Aber nur dort, wo wir weich werden,
kann die Heilung uns wirklich berühren.

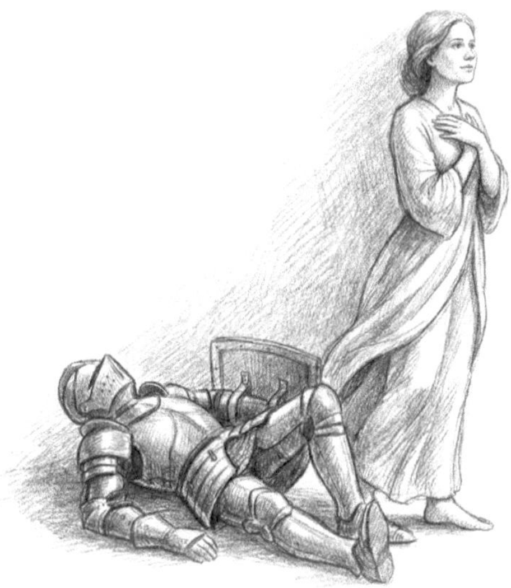

Ich habe gelernt, mich hinter meiner Stärke zu verstecken.
Ich habe gelernt, dass Weichheit gefährlich ist.
Aber heute merke ich:
Meine Mauer schützt mich nicht mehr nur vor dem Schmerz.
Sie schützt mich auch vor dem Leben.
Sie hält die Liebe draußen.
Sie hält die Freude fern.
Trauma ist das Gefängnis, das wir uns selbst gebaut haben,
um draußen in der Welt sicher zu sein.
Heute fange ich an, ein Fenster in meine Mauer zu schlagen.
Nur ein kleines.
Um zu sehen, ob die Sonne noch da ist.
Und ja – sie ist es.

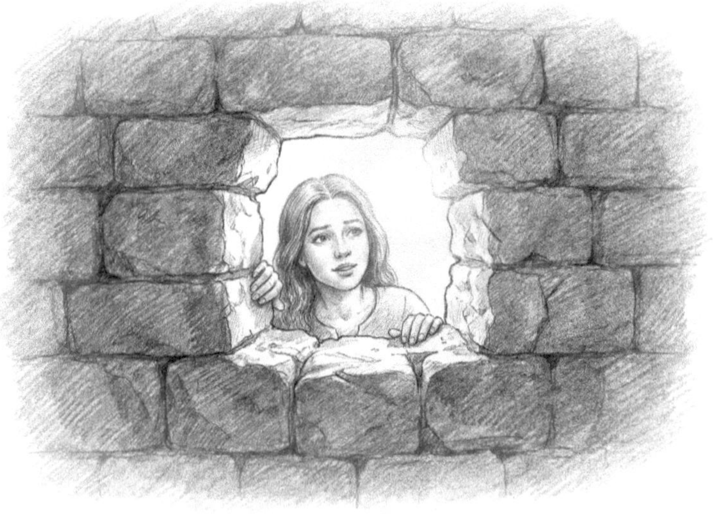

„Ich werde nie verstehen,
warum ich nicht genug war.
Ich habe gute Noten geschrieben.
Bin nicht aufgefallen.
Hab nie gestört.
Aber wenn mein Vater
meine Schwester ansah,
haben seine Augen geleuchtet.
Bei mir? Nichts.
Heute bin ich erwachsen.
Und gebe noch immer alles.
In jedem Job.
In jeder Beziehung.
Und frage mich:
Wann bin ich endlich genug?“

Kapitel 8

Die stille Revolution: Selbstannahme

Selbstannahme wird oft missverstanden.
Viele glauben, es bedeute, alles an sich toll finden zu müssen oder sich den Schmerz „schönzureden".
Doch die wahre stille Revolution beginnt ganz woanders:
Sie beginnt damit, dass du aufhörst, Krieg gegen dich selbst zu führen.

Wenn du ein Entwicklungstrauma trägst, hast du jahrelang gelernt, Teile von dir abzulehnen.
Du hast die Angst abgelehnt, weil sie dich schwach erscheinen ließ.
Du hast die Wut abgelehnt, weil sie gefährlich war.
Du hast das weinende Kind in dir abgelehnt, weil es niemand hören wollte.
Selbstannahme bedeutet: Du hörst auf, diese Teile wegzuwünschen.
Du sagst zu deinem verletzten Ich: „Ich sehe dich.
Ich sehe deine Angst, deine Erschöpfung und deine Narben.
Und du darfst genau so da sein."

Das ist eine Revolution, weil sie das alte Muster der Ablehnung durchbricht. Früher wurdest du vielleicht nur geliebt, wenn du „funktioniert" hast.
Heute gibst du dir selbst die Erlaubnis, einfach nur zu existieren – auch mit deinen Wunden. Du musst nicht erst „geheilt" sein, um dich selbst anzunehmen. Die Annahme ist das Fundament, auf dem Heilung überhaupt erst wachsen kann.

Es geht darum, weich zu werden mit sich selbst. Wenn du merkst, dass du wieder in alte Muster fällst, dann bestrafe dich nicht dafür.

Sag stattdessen: „Ah, da ist wieder mein Schutzmechanismus. Danke, dass du mich früher gerettet hast, aber heute brauche ich dich nicht mehr so stark.“

Das ist der Weg in die Freiheit.

Übung 8 – Die Umarmung des Schattens

Such dir einen ruhigen Moment.

Stell dir vor, du sitzt dir selbst gegenüber – aber nicht dem „starken“ Erwachsenen, sondern dem Teil von dir, den du am meisten ablehnst (vielleicht deine Unsicherheit oder deine Traurigkeit).

Versuche, dieses Gefühl oder diesen Teil nicht zu bewerten.

Atme tief ein und stell dir vor, wie du mit jedem Ausatmen ein wenig mehr Raum für diesen Teil schaffst.

Sprich innerlich den Satz:

„Du gehörst zu mir. Du hast einen Platz in meinem Herzen. Ich kämpfe nicht mehr gegen dich.“

Spüre, wie sich der Widerstand in deinem Körper anfühlt und ob er durch die bloße Erlaubnis, „da zu sein“, ein wenig nachlassen kann.

Reflexionsfragen

Welchen Teil von mir versuche ich am meisten vor der Welt (und vor mir selbst) zu verstecken?

Wie würde sich mein Alltag verändern, wenn ich mich heute für nichts an mir schämen müsste?

In welchen Momenten bin ich besonders hart zu mir selbst, und was würde ein liebevoller Freund in dieser Situation zu mir sagen?

....

....

....

....

....

....

....

....

....

....

....

....

....

....

Was wäre, wenn meine „Schwächen" eigentlich die überlebenswichtigen Schutzreaktionen eines Kindes waren?

....

....

....

....

....

....

....

....

....

....

....

....

....

....

Kann ich heute einen einzigen Moment lang tief durchatmen und sagen: „Es ist okay, wie ich gerade bin"?

*Selbstannahme ist kein Ziel, das man irgendwann erreicht.
Es ist eine Entscheidung, die man jeden Morgen neu trifft.
Es ist der Mut, sich selbst nicht mehr im Stich zu lassen,
wenn es dunkel wird.
Du musst nicht perfekt sein, um wertvoll zu sein.
Ein Diamant mit einem Sprung ist wertvoller als
ein Kieselstein ohne Makel.
Deine Brüche sind die Stellen,
durch die das Licht deiner neuen Geschichte scheint.*

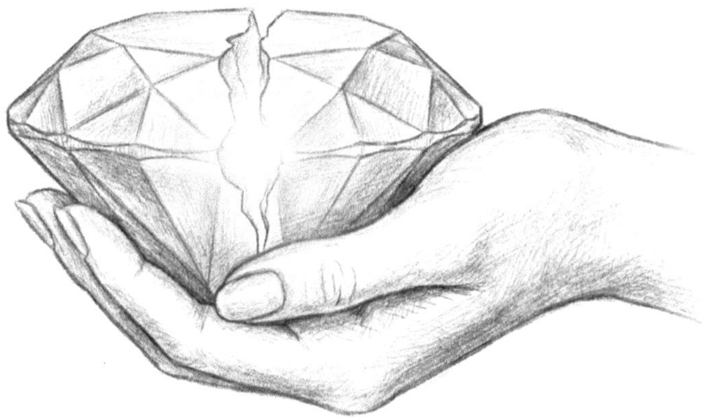

Ich habe aufgehört zu fragen,
wann es endlich vorbei ist.
Ich habe aufgehört zu warten, bis ich „repariert" bin.
Denn ich bin kein kaputtes Gerät.
Ich bin eine Seele, die viel überstehen musste.
Und heute komme ich bei mir an.
Mit zittrigen Knien, mit Tränen in den Augen,
aber ich gehe nicht mehr weg.
Trauma ist die Entfremdung von sich selbst.
Selbstannahme ist die Heimkehr.
Es ist leise.
Es ist unspektakulär.
Aber es ist das größte Wunder,
das ich mir selbst schenken kann:
Einfach nur „Ja" zu mir zu sagen.

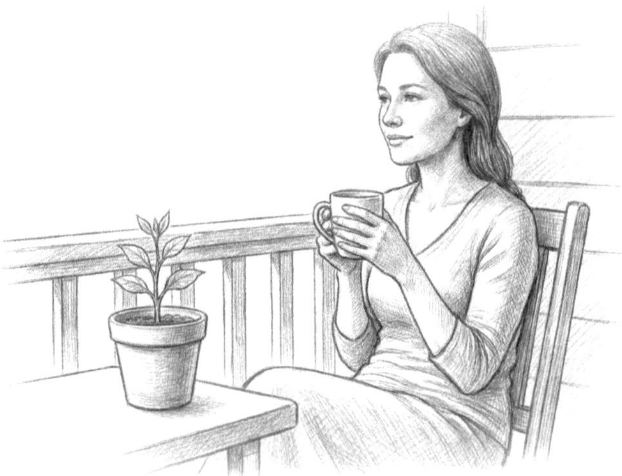

„Der schlimmste Satz
meiner Kindheit war:
„Das bildest du dir ein."
Ich habe gesagt: „Mir geht's nicht gut."
„Das bildest du dir ein."
Ich habe gesagt: „Das hat wehgetan."
„Das bildest du dir ein."
Ich habe gesagt: „Ich hab Angst."
„Das bildest du dir ein."
Heute bin ich 31.
Und zweifle an allem,
was ich fühle.
Weil ich gelernt habe:
Deiner eigenen Wahrnehmung
kannst du nicht trauen."

Kapitel 9

Wie du dir (und dem Kind) verzeihst

Schuld ist eines der schwersten Gifte, die ein verletztes Kind in sich tragen kann.
Wenn in unserer Kindheit Dinge schiefgelaufen sind – wenn wir vernachlässigt, abgelehnt oder verletzt wurden –, hat unser kindliches Gehirn eine fatale Schlussfolgerung gezogen:

„Es muss an mir liegen. Wenn ich besser, braver oder klüger wäre, würden sie mich lieben."

Diese kindliche Logik war damals ein Schutz.
Denn es war erträglicher zu glauben, man sei selbst „falsch" (was man theoretisch ändern könnte), als einzusehen, dass die eigenen Eltern nicht in der Lage waren, Schutz und Liebe zu geben (was für ein Kind lebensgefährliche Hilflosigkeit bedeutet hätte).

Heute, als Erwachsener, trägst du diese alte Schuld noch immer mit dir herum.
Du verzeihst dir deine Fehler nicht.
Du verzeihst dir deine emotionalen Rückschläge nicht.
Und am schlimmsten: Du verzeihst dem Kind von damals nicht, dass es nicht „stärker" war.

Heilung bedeutet, diese Schuld dorthin zurückzugeben, wo sie hingehört. Verzeihung in diesem Kontext heißt nicht, Taten anderer gutzuheißen. Es bedeutet, die Last der Verantwortung für das, was dir passiert ist, endlich von deinen Schultern zu nehmen.
Du konntest als Kind die Dynamik deiner Familie nicht ändern.
Du konntest das Trauma nicht verhindern.

Es ist Zeit, mit dem kleinen Ich Frieden zu schließen.
Es hat das Beste getan, was es konnte, um zu überleben.

Und das war genug.

Übung 9 – Das Ritual der Rückgabe

Stell dir vor, du hältst einen schweren Stein in deinen Händen.
Dieser Stein symbolisiert die Schuld, die du seit Jahrzehnten für deine Kindheit trägst.

Spüre das Gewicht.

Sprich nun laut oder leise zu deinem inneren Kind:

„Es war nicht deine Schuld. Du warst klein und du warst unschuldig. Ich nehme dir diesen Stein jetzt ab. Du musst ihn nicht mehr tragen."

Stell dir vor, wie du den Stein ablegst oder ihn in ein fließendes Gewässer wirfst.
Spüre die Leichtigkeit in deinen Händen.

Atme tief ein und erlaube dir, dieses neue Gefühl der Entlastung für einen Moment einfach nur zu genießen.

Du bist frei.

Reflexionsfragen

Für welche Situation in deiner Kindheit gibst du dir heute noch insgeheim die Schuld?

Wenn du dieses Kind heute als fremder Beobachter sehen würdest – würdest du es für sein Verhalten verurteilen oder in den Arm nehmen wollen?

....

....

....

....

....

....

....

....

....

....

....

....

....

....

In welchen Momenten deines heutigen Lebens bist du besonders unversöhnlich mit dir selbst?

Was würde sich in deinem Körper verändern, wenn du heute zu 100 % glauben könntest, dass du damals absolut keine Schuld hattest?

....

....

....

....

....

....

....

....

....

....

....

....

....

....

Welchen Satz der Vergebung braucht dein inneres Kind heute am meisten von dir?

....

....

....

....

....

....

....

....

....

....

....

....

....

....

Verzeihung ist kein Geschenk an die anderen.
Es ist die Freiheit, die du dir selbst schenkst.
Es bedeutet, die Hoffnung auf eine bessere Vergangenheit aufzugeben,
um endlich eine gute Gegenwart zu haben.
Du hast so lange versucht, die Scherben von damals zusammenzukleben,
dass deine Hände ganz blutig sind.
Leg die Scherben hin.
Du musst nichts mehr reparieren,
was du nicht kaputtgemacht hast.
Es ist okay, jetzt einfach loszulassen.

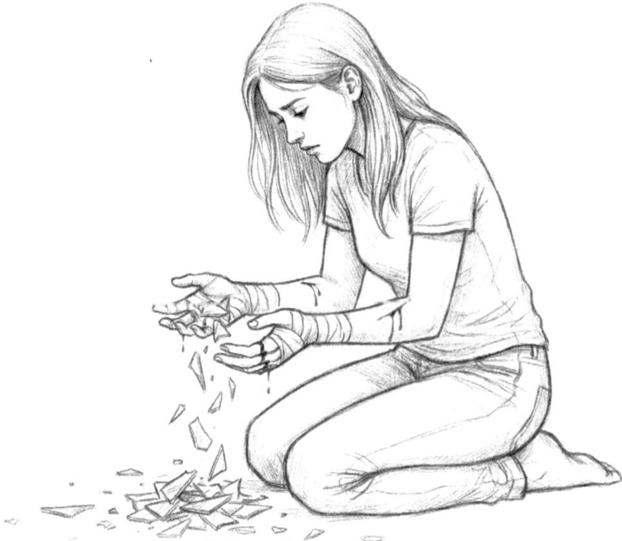

*Ich habe mich mein Leben lang schuldig gefühlt.
Schuldig für die schlechte Laune meiner Eltern.
Schuldig für den Streit am Abendbrottisch.
Schuldig dafür, dass ich Bedürfnisse hatte.
Ich dachte, ich sei ein Fehler im System.
Aber heute verstehe ich:
Ich war nur ein Kind in einem System, das keine Liebe kannte.
Meine Tränen waren kein Versagen.
Meine Angst war keine Schwäche.
Heute nehme ich das kleine Ich an die Hand und
wir lassen die Schuld vor der Tür stehen.
Wir gehen jetzt hinein ins Licht.
Allein.
Und endlich unschuldig.*

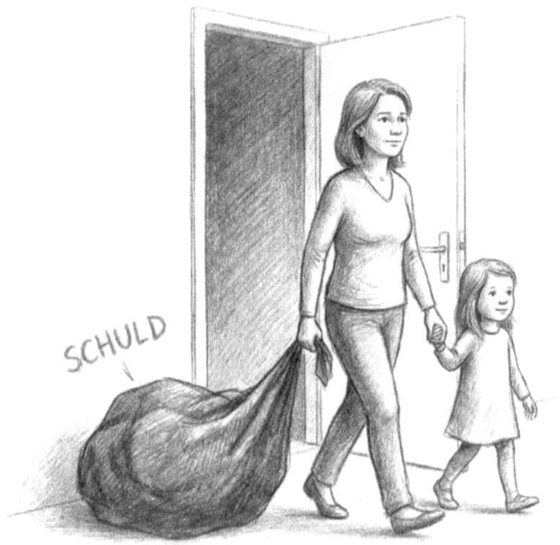

„Ich kann nicht akzeptieren,
dass meine Kindheit vorbei ist.
Dass ich nie zurückgehen kann.
Nie das bekommen werde,
was ich gebraucht hätte.
Andere haben weitergemacht.
Sind erwachsen geworden.
Ich stehe hier und trauere um etwas,
das nie existiert hat.
Um Eltern, die mich sehen.
Um Geborgenheit.
Um ein Kind sein dürfen.
Das Schlimmste ist:
Ich kann es nicht nachholen.
Es ist vorbei."

Kapitel 10

Entscheide dich – für dein inneres Kind

Heilung ist kein Zufall.
Sie ist eine Entscheidung, die du jeden Tag aufs Neue triffst.
Nicht, weil du dich unter Druck setzen sollst, sondern weil du es dir wert bist.
Lange Zeit hat dein Leben sich angefühlt, als wärst du ein Passagier in einem Zug, der von den Geistern deiner Vergangenheit gesteuert wird. Die Entscheidung für dein inneres Kind bedeutet, dass du nach vorne gehst und das Steuer selbst in die Hand nimmst.

Sich zu entscheiden heißt nicht, dass von heute auf morgen alles gut ist. Es bedeutet, dass du ein Versprechen abgibst:

„Ich werde mich nie wieder im Stich lassen. Ich werde nicht mehr wegschauen, wenn es mir schlecht geht. Ich werde mein inneres Kind nicht mehr für seine Wunden bestrafen."

Oft warten wir darauf, dass das Leben „einfacher" wird oder dass die Menschen, die uns verletzt haben, sich endlich entschuldigen.
Aber das ist eine Falle.
Dein inneres Kind braucht nicht die Entschuldigung derer, die damals nicht da waren.

Es braucht deine Zusage heute.
Diese Entscheidung ist die radikalste Form der Selbstliebe.
Es ist das Ende des Verrats an dir selbst.

Es ist der Moment, in dem du sagst:

„Ich bin es wert, beschützt zu werden. Ich bin es wert, ernst genommen zu werden. Ich bin es wert, ein Leben zu führen, das sich sicher anfühlt."

Übung 10 – Das Manifest deines inneren Kindes

Nimm dir einen Moment Zeit und lies dir die folgenden Sätze laut vor. Spüre, welcher davon in deinem Körper am meisten Resonanz auslöst. Du kannst sie auch in dein Buch schreiben oder sie an einem Ort aufhängen, an dem du sie täglich siehst.

- Ich entscheide mich dafür, mich heute nicht für meine Ängste zu verurteilen.
- Ich entscheide mich dafür, meine Bedürfnisse wichtiger zu nehmen als die Erwartungen anderer.
- Ich entscheide mich dafür, die Stimme meines inneren Kritikers als das zu erkennen, was sie ist: ein Echo der Vergangenheit, nicht meine Wahrheit.
- Ich entscheide mich dafür, dem Kind in mir ein sicheres Zuhause zu geben – in meinem eigenen Herzen.
- Ich entscheide mich für mich. Immer wieder.

Reflexionsfragen

Was wäre die wichtigste Entscheidung, die ich heute für mein inneres Kind treffen könnte?

In welchen Momenten neige ich noch dazu, mich selbst im Stich zu lassen (z.B. durch „Ja“-Sagen, obwohl ich „Nein“ fühle)?

....

....

....

....

....

....

....

....

....

....

....

....

....

....

Was brauche ich, um mir selbst wieder vertrauen zu können?

....

....

....

....

....

....

....

....

....

....

....

....

....

....

Wenn ich mir selbst ein Versprechen für die Zukunft geben würde – wie würde es lauten?

Wie würde mein morgiger Tag aussehen, wenn ich mich bedingungslos für mein Wohlbefinden entscheiden würde?

Eines Tages wirst du aufwachen und merken,
dass der Sturm in dir leiser geworden ist.
Nicht, weil die Welt sich geändert hat,
sondern weil du gelernt hast, dein eigenes Licht zu halten.
Die Entscheidung für dich selbst ist der Kompass,
der dich durch die Dunkelheit führt.
Du musst den ganzen Weg nicht auf einmal sehen.
Es reicht, wenn du den nächsten Schritt im Vertrauen gehst.
Du bist nicht mehr allein.
Du hast dich.

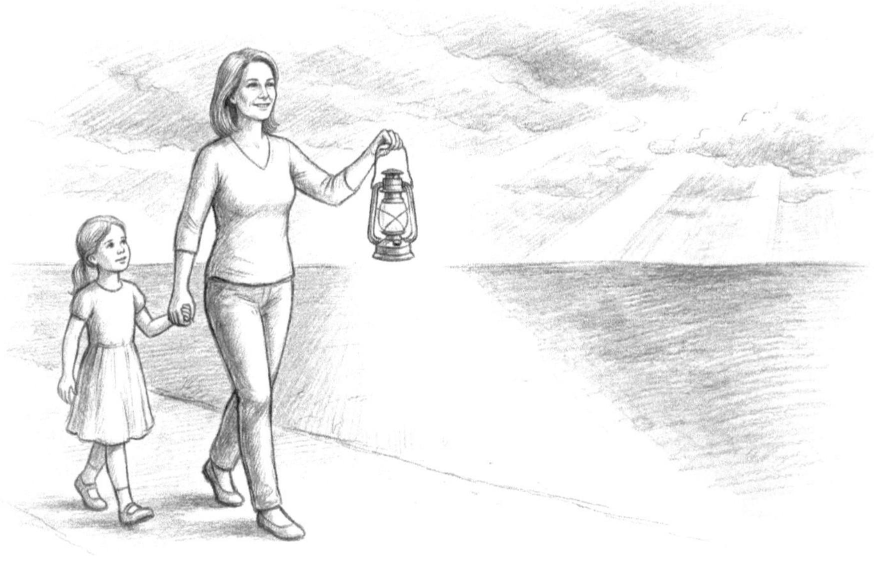

Ich habe so lange versucht, es allen recht zu machen.
Ich habe meine Farben gedimmt,
damit andere nicht geblendet werden.
Ich habe meine Stimme verloren, um den Frieden zu wahren.
Aber der einzige Frieden, den ich gefunden habe,
war der Friede eines Friedhofs in meinem Inneren.
Heute breche ich das Schweigen.
Ich entscheide mich für die Wahrheit, auch wenn sie zittert.
Ich entscheide mich für meine Grenzen,
auch wenn sie andere enttäuschen.
Ich entscheide mich für das verletzte Kind,
das so lange im Dunkeln gewartet hat.
Wir gehen jetzt gemeinsam los.
Kein Zurück mehr in die Unsichtbarkeit.
Ich bin hier.
Und ich bleibe.

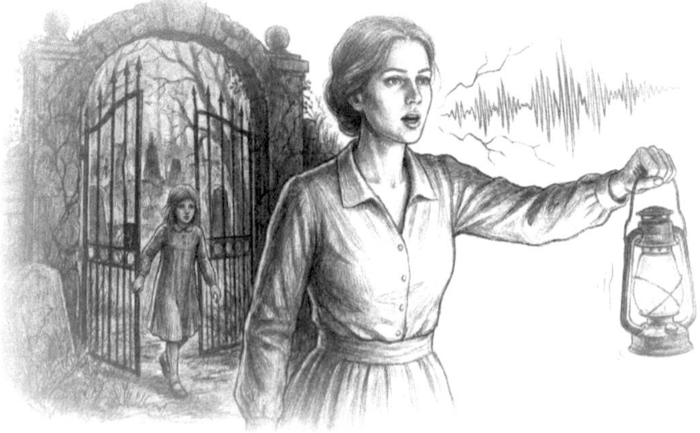

„Ich wünsche mir jeden Tag,
nicht mehr aufzuwachen.
Meine Freundinnen träumen von Ponys.
Von Prinzessinnen.
Ich träume davon,
einfach zu verschwinden.
Damit es endlich still wird.
Damit sie endlich glücklich sind.
Ohne mich.
Ich bin acht.
Und will schon nicht mehr leben.“

Kapitel 11

Ein Leben, das sich nach Sicherheit anfühlt

Was bedeutet Sicherheit für dich?

Für viele Menschen mit einer traumatischen Kindheit ist Sicherheit ein fremdes Konzept. Die Welt war unberechenbar, die Bezugspersonen vielleicht launisch oder bedrohlich.
Dein Nervensystem hat gelernt, ständig im Alarmmodus zu sein – immer auf der Suche nach der nächsten Gefahr.

Ein Leben nach der Heilung bedeutet nicht, dass nie wieder Probleme auftauchen. Es bedeutet, dass du in dir selbst ein Fundament baust, das dich hält, wenn es im Außen stürmt.
Es bedeutet, dass du lernst, dir selbst ein „sicheres Zuhause" zu sein.

Ein wesentlicher Teil dieser Sicherheit sind Grenzen. Als Kind durftest du wahrscheinlich keine Grenzen haben.
Deine Bedürfnisse wurden übergangen, dein „Nein" wurde nicht respektiert.

Heute darfst du lernen, dass Grenzen nichts mit Aggression zu tun haben. Sie sind der Zaun um deinen inneren Garten. Sie definieren, wer du bist und was du brauchst, um dich wohlzufühlen.

Wenn du anfängst, Grenzen zu setzen, wird dein inneres Kind zum ersten Mal spüren: „Ich werde beschützt."
Du hörst auf, dich für die Gefühle anderer verantwortlich zu fühlen, und fängst an, die Verantwortung für deine eigene Energie zu übernehmen.

Das ist der Moment, in dem das Leben aufhört, ein ständiger Überlebenskampf zu sein, und anfängt, ein Raum für Entfaltung zu werden.

Sicherheit wächst langsam. Es sind die kleinen Momente:

Wenn du Nein sagst, obwohl du Angst hast.
Wenn du dir Ruhe gönnst, ohne ein schlechtes Gewissen zu haben.
Wenn du merkst, dass du tief durchatmen kannst, weil du in deinem eigenen Leben die Regeln schreibst.

Übung 11 – Dein innerer sicherer Ort

Schließe die Augen und nimm ein paar tiefe Atemzüge.

Stell dir einen Ort vor, an dem du dich vollkommen sicher und geborgen fühlst. Es kann ein realer Ort sein oder ein Ort in deiner Fantasie – ein Wald, ein gemütliches Zimmer, eine einsame Insel.

Was siehst du dort?
Was hörst du?
Wie riecht es?

Stell dir vor, wie du dein inneres Kind an diesen Ort einlädst.

Erkläre ihm, dass dies euer gemeinsamer Rückzugsort ist, zu dem ihr jederzeit zurückkehren könnt, wenn die Welt draußen zu laut oder zu bedrohlich wird.

Spüre, wie sich dein Körper an diesem Ort entspannt.

Verweile dort für einige Minuten und nimm dieses Gefühl der Sicherheit mit in deinen Alltag.

Reflexionsfragen

In welchen Momenten fühlst du dich heute am sichersten? Was macht diese Momente aus?

Wo fällt es dir besonders schwer, Grenzen zu setzen? (In der Familie, im Beruf, in Freundschaften?)

Wie reagiert dein Körper, wenn du eigentlich „Nein“ sagen müsstest, aber „Ja“ sagst?

Was brauchte dein inneres Kind früher, um sich sicher zu fühlen, was es aber nicht bekommen hat?

....

....

....

....

....

....

....

....

....

....

....

....

....

....

Welchen kleinen Schritt kannst du heute tun, um deine Umgebung (deine Wohnung, deinen Arbeitsplatz) so zu gestalten, dass sie dir mehr Sicherheit gibt?

....

....

....

....

....

....

....

....

....

....

....

....

....

....

Sicherheit ist nicht die Abwesenheit von Angst.
Sicherheit ist die Gewissheit, dass du dich selbst hältst,
wenn die Angst kommt.
Du bist nicht mehr das Kind, das im Regen steht und
hofft, dass jemand den Schirm hält.
Du hast gelernt, deinen eigenen Schirm aufzuspannen.
Dein Herz ist kein Durchgangszimmer mehr für die Erwartungen anderer.
Du hast ein Schloss an die Tür gemacht.
Und nur du entscheidest, wer eintreten darf.

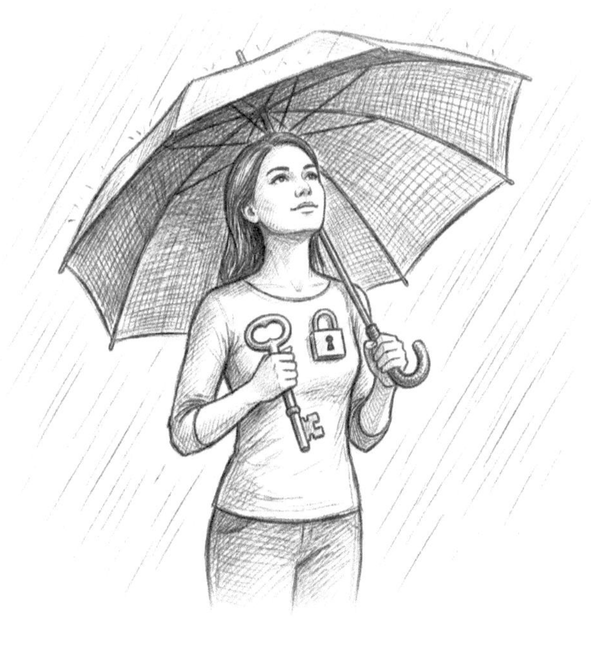

Ich habe mein Leben lang im Außen
nach einem Zuhause gesucht.
In der Bestätigung von Fremden.
In der Liebe, die ich mir erkämpfen musste.
In dem Perfektionismus, der mich erschöpft hat.
Aber heute merke ich:
Mein Zuhause ist in mir.
Es ist der Ort, an dem ich nicht mehr leisten muss.
Der Ort, an dem meine Narben dazugehören.
Der Ort, an dem mein verletztes Kind endlich schlafen kann,
weil ich die Wache übernommen habe.
Heilung ist das Gefühl, dass man nicht mehr weglaufen muss.
Weil man angekommen ist.
Bei sich.

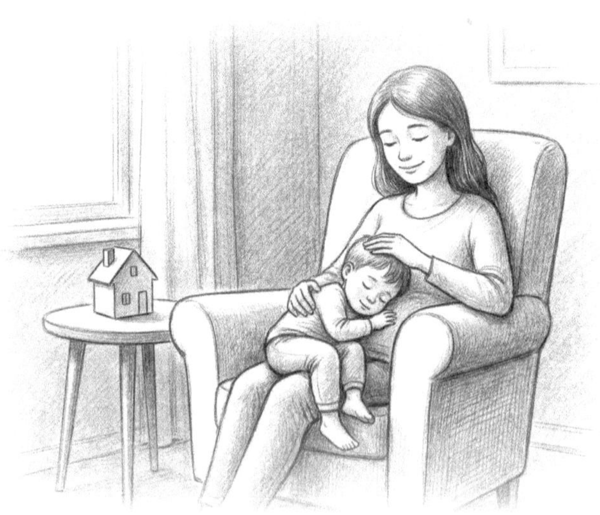

„Ich habe mit vier aufgehört zu weinen.
Nicht weil mir nichts wehgetan hat.
Sondern weil ich gelernt habe:
Tränen machen es schlimmer.
„Jetzt heul nicht auch noch rum.“
„Muss das sein?“
„Ich kann das jetzt nicht gebrauchen.“
Also habe ich geschluckt.
Und geschluckt.
Und geschluckt.
Bis nichts mehr rauskam.
Heute sitze ich in der Therapie.
Und kann nicht weinen.
Selbst wenn ich will.
Mein Körper hat vergessen,
wie das geht.
Er beschützt mich immer noch
vor dem Schmerz,
abgelehnt zu werden.“

Kapitel 12

Wenn alte Wunden wieder aufreißen

Es gibt Tage, an denen wachst du auf und hast das Gefühl, dass all die Arbeit der letzten Wochen und Monate umsonst war.
Ein falsches Wort eines Kollegen, ein bestimmter Geruch oder das ignorante Verhalten eines geliebten Menschen – und plötzlich bist du wieder dieses kleine, zitternde Kind von damals.
Die alte Angst ist zurück, die Enge in der Brust, die tiefe Überzeugung:

„Ich schaffe das nie. Ich bin wieder ganz am Anfang."

Doch ich möchte dir etwas Wichtiges sagen: Du fängst nicht bei null an.
Heilung verläuft nicht in einer geraden Linie nach oben. Sie verläuft in Spiralen. Wenn eine alte Wunde wieder aufreißt, bedeutet das nicht, dass keine Heilung stattgefunden hat. Es bedeutet nur, dass du bereit bist, eine noch tiefere Schicht dieses Schmerzes zu betrachten und zu halten.

Diese Momente nennen wir Trigger.
Ein Trigger ist wie ein Zeitsprung.
Dein Nervensystem unterscheidet in diesem Augenblick nicht zwischen dem „Heute", in dem du erwachsen und sicher bist, und dem „Damals", als du hilflos warst. Dein Körper reagiert mit derselben Überlebensstrategie wie früher:
Flucht, Kampf oder Erstarren.

Ein Rückfall in alte Muster ist kein Versagen. Es ist ein Zeichen dafür, dass dein inneres Kind gerade überwältigt ist und nach Schutz sucht.

Anstatt dich dafür zu verurteilen, dass du wieder „in alte Löcher fällst“, darfst du lernen, genau in diesen Momenten dein eigener sicherer Hafen zu sein.
Du bist heute nicht mehr das Kind, das alleine im Sturm steht.
Du bist der Erwachsene, der das Kind an die Hand nimmt und sagt:

„Ich spüre deinen Schmerz.
Ich sehe deine Angst.
Wir stehen das gemeinsam durch.“

Übung 12 – Der Notfallkoffer für dein inneres Kind

Wenn du merkst, dass du getriggert wirst und in ein altes Gefühl rutschst, probiere die **5-4-3-2-1-Methode**, um dich im Hier und Jetzt zu verankern:

1. **Nenne 5 Dinge, die du gerade siehst** (z.B. den Tisch, den Baum draußen, deine Hand).

2. **Nenne 4 Dinge, die du gerade fühlen kannst** (z.B. den Stoff deines Pullovers, den Boden unter deinen Füßen).

3. **Nenne 3 Dinge, die du gerade hörst** (z.B. das Ticken einer Uhr, den Wind, deinen Atem).

4. **Nenne 2 Dinge, die du gerade riechen kannst** (oder die du gerne riechst).

5. **Nenne 1 Sache, die du gerade schmecken kannst** (oder deinen Lieblingsgeschmack).

Reflexionsfragen

Welche Situationen oder Worte wirken auf dich wie ein „Zeitsprung“ in die Vergangenheit?

Welche Gedanken treten auf, wenn du dich „rückfällig“ fühlst – und wie alt fühlen sich diese Stimmen an?

....

....

....

....

....

....

....

....

....

....

....

....

....

....

Was ist deine typische Überlebensreaktion, wenn du getriggert wirst (z.B. Rückzug, Aggression, Betäubung)?

....

....

....

....

....

....

....

....

....

....

....

....

....

....

Was würde das Kind in dir in einem Moment der Überwältigung am dringendsten von dir hören wollen?

Kannst du anerkennen, dass du heute mehr Werkzeuge hast als früher, um mit diesem Schmerz umzugehen?

Ein Rückschlag ist kein Stillstand.
Er ist die Einladung, noch einmal genauer hinzusehen.
Die Dunkelheit von heute ist nicht mehr die Dunkelheit von damals.
Denn heute hast du eine Taschenlampe in der Hand.
Du hast das Wissen um dich selbst.
Du hast die Liebe zu deinem inneren Kind.
Lass dich nicht von der Schwere täuschen –
du bist bereits viel weiter gekommen, als du glaubst.
Setz dich einen Moment hin.
Atme.
Und dann geh den nächsten kleinen Schritt.

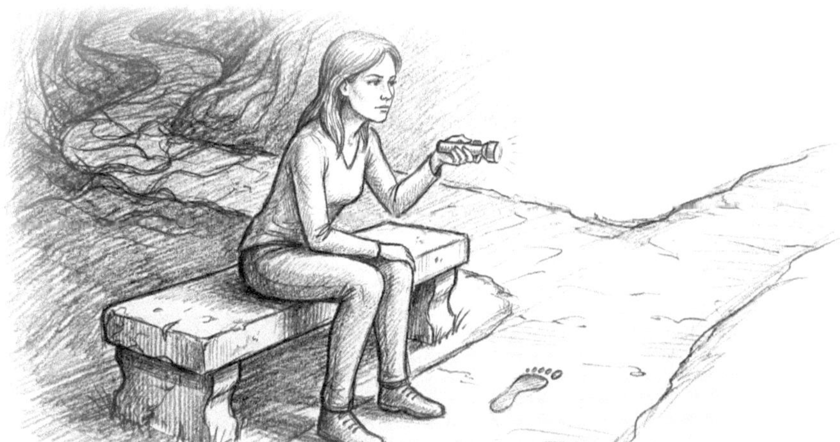

Manchmal ist der Schmerz plötzlich wieder da.
Wie ein dichter Nebel, der sich über alles legt.
Ich sehe den Weg nicht mehr.
Ich vergesse, was ich gelernt habe.
Ich fühle mich wieder klein.
Unbedeutend.
Verloren.
Aber Nebel ist keine Mauer.
Er ist nur feuchte Luft, die sich verzieht,
wenn die Sonne lange genug scheint.
Trauma ist das Echo eines alten Gewitters.
Es mag laut sein, aber es kann dir heute nichts mehr anhaben,
solange du nicht wieder vor dir selbst davonläufst.
Ich bleibe stehen.
Mitten im Nebel.
Bis es wieder hell wird.
Und es wird hell.

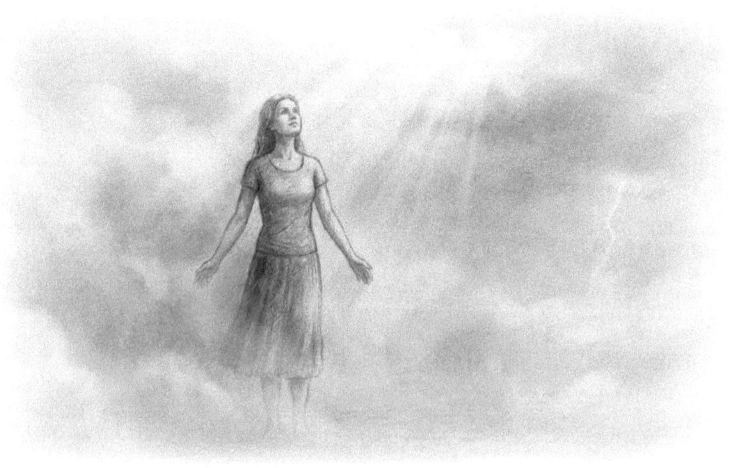

„Du machst mich krank."
Meine Mutter liegt im Bett.
Wieder.
„Siehst du, was du anrichtest?
Ich habe Migräne.
Wegen dir."
Ich stehe in der Tür.
Mit sieben.
Und glaube ihr.
Ich mache sie krank.
Ich bin Gift.
Also werde ich stiller.
Kleiner.
Unsichtbarer.
Aber es hilft nicht.
Meine Existenz allein
reicht schon."

Kapitel 13

Vertrauen lernen – trotz der Narben

Vertrauen ist für ein Kind wie die Luft zum Atmen.
Wenn dieses Vertrauen durch die Menschen verletzt wurde, die uns eigentlich schützen sollten, fühlt sich die Welt für immer unsicher an.
Du hast gelernt, dass Menschen unberechenbar sind.
Dass Nähe Gefahr bedeutet.
Dass es sicherer ist, niemanden zu nah an sich heranzulassen, um nicht wieder enttäuscht oder verlassen zu werden.

Vielleicht fällt es dir heute schwer, dich in Beziehungen wirklich zu öffnen. Vielleicht wartest du ständig auf den Haken an der Sache oder darauf, dass der andere sein „wahres Gesicht" zeigt.
Dieses Misstrauen ist kein Charakterfehler – es ist der Schutzmechanismus deines inneren Kindes, das nie wieder zulassen will, dass ihm das Herz gebrochen wird.

Heilung bedeutet nicht, plötzlich jedem blind zu vertrauen. Wahres Vertrauen nach einem Trauma ist ein langsamer Prozess des Hinspürens.

Es beginnt bei dir selbst.

Das wichtigste Vertrauen, das wir wieder aufbauen müssen, ist das Vertrauen in unsere eigene Wahrnehmung.

Als Kind wurde dir vielleicht gesagt, dass dein Schmerz nicht echt sei oder dass du „übertreibst".
Heute darfst du lernen, deinem Bauchgefühl wieder zu glauben.

Wenn du dir selbst vertraust, dass du dich im Zweifelsfall schützen oder gehen kannst, wird die Welt da draußen weniger bedrohlich.

Vertrauen zu anderen wächst in kleinen, überprüfbaren Schritten.
Du darfst die Mauern langsam abbauen, Stein für Stein.
Du musst nicht die ganze Tür aufreißen – es reicht, erst einmal einen Spalt breit Licht hereinzulassen.

Übung 13 – Das Ampelsystem des Vertrauens

Nimm dir ein Blatt Papier und zeichne drei Kreise:

Grün, Gelb und Rot.

- Grün: Wer in deinem Leben hat sich als zuverlässig erwiesen? Wo fühlst du dich (auch wenn es nur ein bisschen ist) sicher?
- Gelb: Bei welchen Menschen bist du unsicher? Hier darfst du vorsichtig sein und genau beobachten, wie sie mit deinen Grenzen umgehen.
- Rot: Wer tut dir nicht gut? Wo schlägt dein Bauchgefühl Alarm?

Erkenne an, dass du das Recht hast, Menschen in diese Kategorien einzuteilen.

Vertrauen ist kein Geschenk, das du jedem machen musst.
Es ist eine Kostbarkeit, die man sich verdienen muss.
Sag deinem inneren Kind:

„Ich entscheide, wen wir hereinlassen.
Du musst dich nicht mehr alleine schützen."

Reflexionsfragen

Was ist die größte Hürde, die dich davon abhält, anderen Menschen zu vertrauen?

Gibt es Momente, in denen du deinem eigenen Bauchgefühl misstraust? Warum ist das so?

Wie fühlt sich Vertrauen in deinem Körper an? (z.B. Wärme im Bauch, Entspannung im Nacken?)

....

....

....

....

....

....

....

....

....

....

....

....

....

....

Was müsste ein Mensch tun, damit du das Gefühl hast, er ist „sicher“ für dich?

....

....

....

....

....

....

....

....

....

....

....

....

....

....

Kannst du anerkennen, dass dein Misstrauen dich früher gerettet hat, auch wenn es dich heute einsam macht?

....

....

....

....

....

....

....

....

....

....

....

....

....

....

“

Vertrauen ist wie ein Muskel,
der lange nicht benutzt wurde.
Er ist am Anfang schwach und zittrig.
Es braucht Geduld, um ihn wieder zu kräftigen.
Hab keine Angst vor den Narben auf deinem Herzen.
Sie machen dich nicht hässlich oder kaputt.
Sie erzählen die Geschichte eines Menschen,
der gelernt hat, trotz des Schmerzes wieder zu lieben.
Du musst nicht perfekt vertrauen.
Es reicht, wenn du heute nur ein kleines Stückchen
weniger misstraust.

”

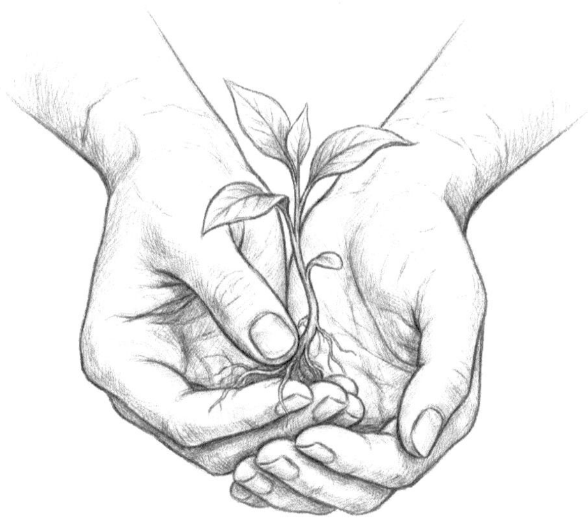

Ich habe so lange hinter Mauern gelebt.
Ich dachte, die Einsamkeit sei der Preis für meine Sicherheit.
Ich habe jede Geste hinterfragt.
Jedes Wort auf die Goldwaage gelegt.
Aber heute baue ich eine Brücke.
Ganz schmal.
Ganz vorsichtig.
Ich lasse nicht jeden rüber.
Ich schaue mir genau an, wer anklopft.
Trauma ist die Angst vor der Verbindung.
Heilung ist die Sehnsucht nach ihr –
und der Mut, es trotzdem zu versuchen.
Ich bin nicht mehr das wehrlose Kind.
Ich bin die Wächterin meines Herzens.
Und ich bestimme, wann die Zugbrücke runtergeht.
Langsam.
Aber stetig.

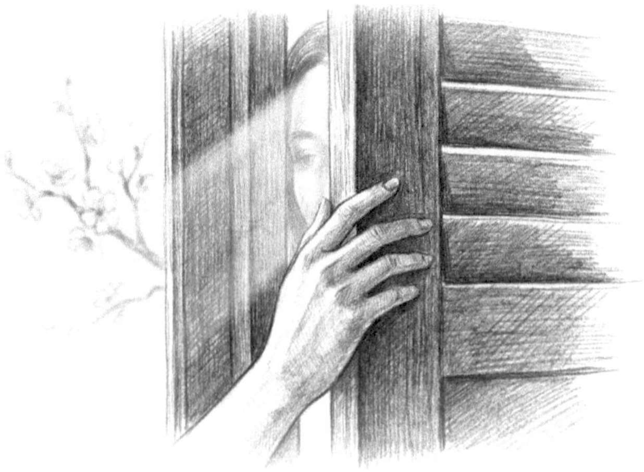

„Ich beneide Menschen,
die geschlagen wurden.
Weil sie Narben haben.
Beweise.
Etwas, das man glaubt.
Ich wurde nie berührt.
Nie geschlagen.
Nie missbraucht.
Nur ignoriert.
Nur mit Worten zerstört.
Nur emotional ausgehungert.
Und niemand nimmt das ernst.
"Du hattest doch alles.
"Ja. Alles außer Liebe."

Kapitel 14

Das goldene Kind – Deine Quelle für Neugier und Lebensfreude

Wir haben in diesem Buch viel über das verletzte Kind gesprochen. Wir haben seine Tränen gesehen, seine Angst gehalten und seinen Schmerz gewürdigt. Das war notwendig, um den Boden für das zu bereiten, was jetzt kommt.
Denn tief unter den Schichten aus Trauma, Anpassung und Schutzmauern wartet noch ein anderer Teil auf dich:
dein goldenes Kind.

Das goldene Kind ist der Anteil in dir, der unbeschädigt geblieben ist.
Es ist die reine Essenz deines Seins – jener Teil, der staunend vor einer Pusteblume stehen kann, der singt, wenn ihm danach ist, und der die Welt mit einer unbändigen Neugier betrachtet.
Es ist deine Quelle für Kreativität, für Intuition und für die Fähigkeit, echte, sprudelnde Freude zu empfinden.

Vielleicht hast du den Kontakt zu diesem Teil schon sehr früh verloren.

In einer Welt, in der du „funktionieren" und dich schützen musstest, war für Verspieltheit und zweckfreies Sein kein Platz.
Das goldene Kind wurde weggesperrt, weil es zu laut, zu wild oder zu „unnütz" für den harten Überlebenskampf schien.

Doch es ist noch da.
Es ist nicht gestorben; es ist nur in einen tiefen Schlummer gefallen.

Heilung bedeutet nicht nur, den Schmerz zu beenden.
Heilung bedeutet auch, die Lebendigkeit zurückzuholen.
Es bedeutet, sich die Erlaubnis zu geben, wieder Dinge zu tun, die „nichts bringen“ – außer Freude.

Wenn wir anfangen, dem goldenen Kind wieder Raum zu geben, verändert sich die Farbe unseres Lebens.
Aus dem Graustufen-Modus des Überlebens wird langsam wieder ein buntes Gemälde.

Trau dich, wieder zu spielen.
Trau dich, neugierig zu sein.

Dein goldenes Kind hält den Schlüssel zu einem Leben in der Hand, das sich nicht nur „sicher“ anfühlt, sondern auch wieder lebendig.

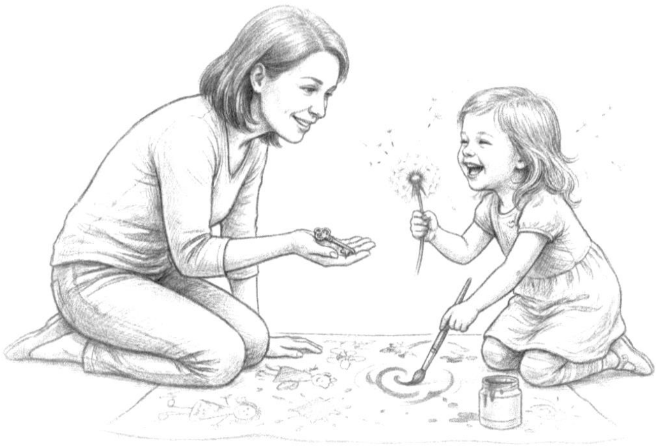

Übung 14 – Ein Date mit dem goldenen Kind

Nimm dir in dieser Woche eine Stunde Zeit, in der du absolut keine Verpflichtungen hast.
Schalte dein Handy aus.
Frage dich:

„Was würde mir jetzt gerade, ohne jeden Zweck, einfach nur Spaß machen?"

Vielleicht ist es:

- Mit Fingerfarben malen, ohne dass ein „Kunstwerk" entstehen muss.
- Im Wald auf einen Baumstamm klettern oder barfuß durch das Gras laufen.
- Laut zu deinem Lieblingslied aus der Kindheit tanzen.
- Dir ein Eis mit drei Kugeln kaufen und es ganz bewusst genießen.

Beobachte dabei deinen inneren Kritiker.

Wenn er sagt:
„Das ist doch kindisch" oder *„Dafür haben wir keine Zeit"*, lächle ihm zu und sag:

„Heute darf das kleine Ich entscheiden."

Spüre, wie sich die Energie in deinem Körper verändert, wenn du dir erlaubst, einfach nur zu sein.

Reflexionsfragen

Was hast du als Kind stundenlang getan und dabei vollkommen die Zeit vergessen?

In welchen Momenten deines heutigen Lebens spürst du noch ein kurzes Aufblitzen von echter, unbeschwerter Freude?

....

....

....

....

....

....

....

....

....

....

....

....

....

....

Wenn dein goldenes Kind heute einen Wunsch frei hätte – was würde es gerne mit dir unternehmen?

....

....

....

....

....

....

....

....

....

....

....

....

....

....

Welche kreativen Ausdrucksformen (Malen, Tanzen, Basteln, Singen) hast du früher geliebt, bevor sie bewertet wurden?

Wie würde sich dein Alltag anfühlen, wenn 10 % mehr Verspieltheit darin Platz hätten?

....

....

....

....

....

....

....

....

....

....

....

....

....

....

Du bist nicht nur deine Narben.
Du bist auch das Licht, das durch sie hindurchscheint.
Tief in dir brennt ein Feuer,
das kein Sturm der Vergangenheit löschen konnte.
Es ist die Freude am Moment.
Die Neugier auf das Morgen.
Das goldene Kind in dir wartet nicht darauf,
dass du perfekt bist.
Es wartet nur darauf,
dass du wieder mit ihm spielst.

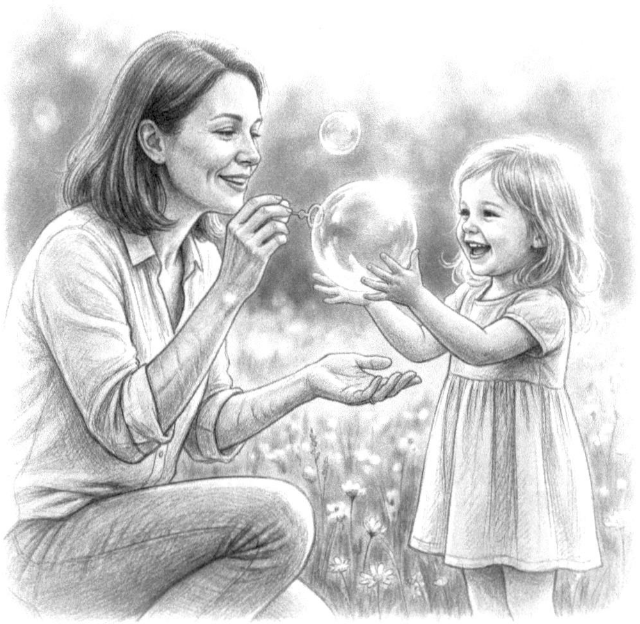

“

Ich dachte, ich hätte das Lachen verlernt.
Ich dachte, die Schwere sei mein einziger Begleiter.
Aber heute habe ich einen Moment lang vergessen,
dass ich erwachsen sein muss.
Ich habe in den Himmel geschaut und gestaunt.
Ganz ohne Grund.
Ganz ohne Ziel.
Entwicklungstrauma hat versucht, meine Farben zu stehlen.
Aber das goldene Kind hat die Stifte versteckt.
Heute holen wir sie gemeinsam hervor.
Wir malen über die Ränder.
Wir singen schief.
Wir sind endlich wieder lebendig.
Und das ist die schönste Form von Widerstand
gegen den Schmerz.

”

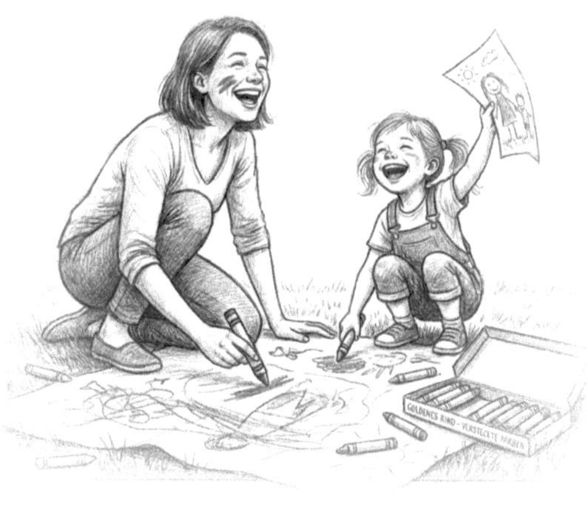

„Ich wünsche mir manchmal,
dass meine Mutter einfach
nicht mehr da wäre.
Nicht aus Hass.
Aus Erschöpfung.
Weil ich dann endlich
aufhören könnte zu hoffen.
Zu hoffen, dass sie sich entschuldigt.
Dass sie sagt: „Es tut mir leid."
Dass sie mich endlich sieht.
Wenn sie weg wäre,
könnte ich aufhören zu warten.
Auf eine Liebe,
die nie kommen wird."

Kapitel 15

Dein wahres Ich – langsam, aber echt

Du brauchst niemanden, der dir sagt, dass du weit genug bist. Niemanden, der dir „Heilung" attestiert oder bestätigt, dass du dich verändert hast. Du darfst es selbst bemerken. In deinem eigenen Tempo. Auf deine ganz eigene Weise.

Vielleicht beginnst du gerade erst zu verstehen, dass du nicht mehr zurück willst zu der Person, die du warst, als du nur funktioniert hast.
Aber du weißt vielleicht auch noch nicht genau, wohin du gehst.
Das ist okay. Das „wahre Ich", von dem so viele sprechen, ist kein Ziel, das man mit einem Schlag erreicht. Es ist ein langsames Entfalten.

Es ist das leise Gefühl, wenn du zum ersten Mal eine Entscheidung triffst, die nicht auf Angst oder Anpassung basiert, sondern auf einem inneren Impuls. Wenn du merkst, dass du nicht mehr die Erlaubnis anderer brauchst, um zu existieren.

Lange Zeit war deine Identität eine einzige Reaktion auf dein Trauma.
Du warst derjenige, der vorsichtig war.
Derjenige, der alles kontrolliert hat.
Derjenige, der sich unsichtbar gemacht hat.
Wenn diese Schutzmechanismen langsam wegfallen, fühlt sich das erst einmal nackt und fremd an.
Du fragst dich vielleicht:
„Wer bleibt übrig, wenn ich nicht mehr kämpfe?"

Die Antwort ist: Das Kind, das du einmal warst, bevor die Welt dir sagte, wer du sein musst.

Dieses Kind ist heute nicht mehr nur verletzt – es ist die Quelle deiner Lebendigkeit, deiner Neugier und deiner echten Freude.

Dein wahres Ich ist die Verbindung zwischen dem Erwachsenen, der heute Schutz bietet, und dem Kind, das heute endlich spielen darf.

Übung 15 – Wer ich werde

Nimm dir ein leeres Blatt Papier und ziehe eine Linie durch die Mitte.

Auf der linken Seite schreibst du: „Wer ich unter dem Schutzwall war". Notiere hier die Rollen und Verhaltensweisen, die du aus Überlebensangst eingenommen hast (z.B. „Ich war die, die immer gelächelt hat", „Ich war der, der keine Fehler machen durfte").

Auf der rechten Seite schreibst du: „Wer ich heute werde". Notiere hier die neuen, zarten Anteile, die du an dir entdeckst (z.B. „Ich werde jemand, der seine Meinung sagt", „Ich werde jemand, der sich Pausen gönnt", „Ich werde jemand, der fühlt").

Schau dir beide Seiten an.
Verurteile die linke Seite nicht – sie hat dich gerettet.

Aber atme tief durch und erlaube der rechten Seite, ab heute mehr Raum in deinem Leben einzunehmen.

Reflexionsfragen

Woran merkst du in deinem Alltag, dass du nicht mehr nur die alte „Rolle" spielst?

Welche Eigenschaft an dir hast du früher als „falsch" empfunden, die sich heute eigentlich ganz echt und stimmig anfühlt?

....

....

....

....

....

....

....

....

....

....

....

....

....

....

Was willst du dir ab heute nie wieder absprechen lassen?

Wie fühlt es sich an, wenn du nicht mehr versuchst, das „alte Ich" zurückzuholen, sondern das „neue Ich" willkommen heißt?

....

....

....

....

....

....

....

....

....

....

....

....

....

....

Welche neue Geschichte beginnt heute in dir, wenn du bereit bist, sie zuzulassen?

....

....

....

....

....

....

....

....

....

....

....

....

....

....

Du brauchst kein Happy End.
Du brauchst nur einen ehrlichen Anfang.
Die Welt wird nicht plötzlich aufhören, laut zu sein.
Aber du wirst aufhören, dich in ihr zu verstecken.
Heilung ist nicht die Abwesenheit von Narben.
Es ist die Anwesenheit von dir selbst.
Ganz.
Echt.
Und ohne Entschuldigung für dein Sein.

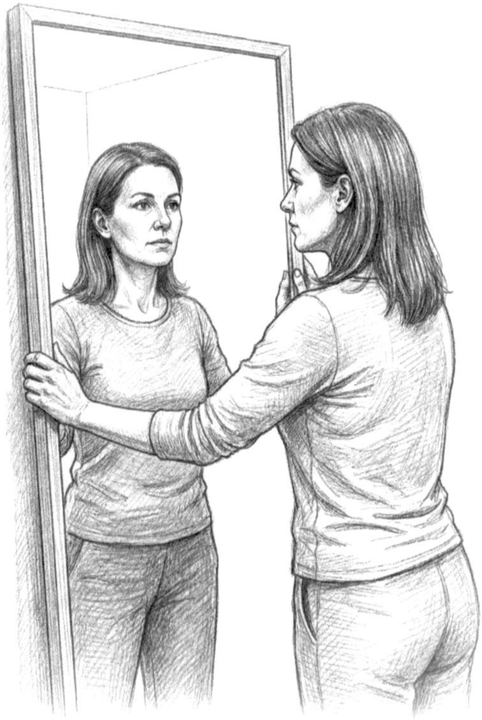

Ich bin nicht mehr die Version von mir, die ich einmal war.
Ich erkenne mich selbst oft nicht wieder.
Was mir früher wichtig war, fühlt sich heute klein an.
Was ich früher gefürchtet habe,
hat seinen Schrecken verloren.
Ich bin nicht „geheilt“ im Sinne von fehlerfrei.
Ich bin einfach nur... da.
Mit meinen Ecken.
Mit meinen Kanten.
Mit dem Kind an meiner Hand,
das endlich nicht mehr zittern muss.
Wir sind jetzt zwei.
Ein Team.
Eine Zukunft.
Das Licht ist nicht mehr am Ende des Tunnels.
Es brennt in mir. Leise.
Aber es geht nicht mehr aus.

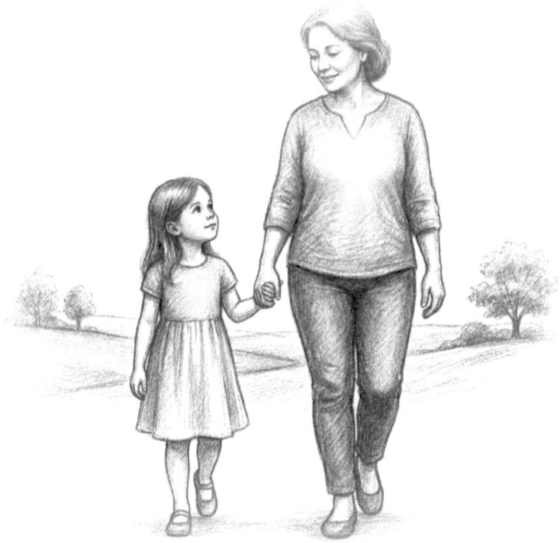

„Mama, ich bin traurig.“
„Jetzt stell dich nicht so an.“
„Mama, ich habe Angst.“
„Es gibt keinen Grund dafür.“
„Mama, kannst du bei mir bleiben?“
„Ich habe keine Zeit für so etwas.“
Ich war fünf.
Und habe gelernt:
Meine Gefühle sind falsch.
Meine Angst ist lächerlich.
Meine Bedürfnisse sind eine Last.
Heute bin ich 35.
Und glaube immer noch,
dass ich zu viel bin.“

Kapitel 16

Ich schreibe meine Geschichte neu

Lange Zeit fühlte es sich so an, als ob die Geschichte deines Lebens bereits geschrieben wäre. Als ob das Trauma der Kindheit die Tinte wäre, mit der jedes weitere Kapitel gezeichnet wurde.
Du warst der Empfänger von Handlungen, die du nicht gewählt hast. Ein Kind, das lernen musste, in einer Welt zu überleben, die es nicht geschützt hat. Aber hier ist die Wahrheit, die alles verändert:

Du bist heute nicht mehr nur die Figur in dieser Geschichte.
Du bist der Autor.

Das bedeutet nicht, dass das, was geschehen ist, ungeschehen gemacht wird. Die Narben bleiben Teil deines Buches. Aber sie bestimmen nicht mehr den Schluss. Du darfst heute den Stift in die Hand nehmen und entscheiden, wie die Geschichte weitergeht. Du darfst die Sätze streichen, die dir eingeredet wurden:

„Ich bin nicht gut genug“,
„Ich verdiene kein Glück“,
„Ich werde immer allein sein“.

Du schreibst deine Geschichte neu, indem du anfängst, dich selbst mit den Augen eines liebenden Erwachsenen zu sehen. Indem du das verletzte Kind in dir nicht mehr als Last betrachtest, sondern als Teil deiner Stärke. Du hast überlebt. Du bist noch hier. Und du hast die Macht, eine Zukunft zu gestalten, die auf Selbstliebe und innerem Frieden basiert, statt auf Angst und Scham.

Dieses Buch endet hier, aber dein Leben fängt an dieser Stelle neu an.

Nicht als jemand, der „repariert“ wurde, sondern als jemand, der sich selbst wiedergefunden hat.

Die Tinte ist noch feucht.
Die nächste Seite ist weiß.
Was wirst du darauf schreiben?

Übung 16 – Der neue erste Satz

Stell dir vor, heute beginnt ein völlig neues Kapitel in deinem Buch.
Der Titel lautet: *„Der Tag, an dem ich anfing, an mich zu glauben“*.

Nimm dir ein Blatt Papier und schreibe den ersten Satz dieses Kapitels.

Wie fühlt er sich an?
Was ist das erste, was du in dieser neuen Geschichte tust?

Es muss nichts Großes sein. Vielleicht ist es:

„Heute bin ich aufgewacht und habe mir erlaubt, einfach nur zu atmen, ohne mich schuldig zu fühlen.“

Oder: *„Ich habe zum ersten Mal gespürt, dass ich genau so, wie ich bin, willkommen bin.“*

Reflexionsfragen

Wenn ich mein Leben als Buch betrachten würde – an welchem Punkt endet das alte Kapitel des Überlebens und wo beginnt das neue Kapitel der Gestaltung?

Welche Sätze aus meiner Kindheit will ich ab heute endgültig aus meiner Lebensgeschichte streichen?

....

....

....

....

....

....

....

....

....

....

....

....

....

....

Wer ist die Hauptperson in meinem neuen Kapitel, und was ist ihre größte Stärke?

....

....

....

....

....

....

....

....

....

....

....

....

....

....

Welchen Titel würde ich meiner Zukunft geben, wenn ich wüsste, dass alles möglich ist?

Welches Wort beschreibt meinen heutigen Weg am besten (z.B. Freiheit, Mut, Sanftheit)?

“

Ich habe den Stift so lange anderen überlassen.
Ich habe geglaubt, was sie über mich geschrieben haben.
Ich habe die Lücken mit ihren Erwartungen gefüllt.
Aber heute zittert meine Hand nicht mehr.
Ich setze den Punkt hinter die Vergangenheit.
Und ich fange eine neue Zeile an.
Meine Zeile.
Mein Leben.
Meine Wahrheit.

”

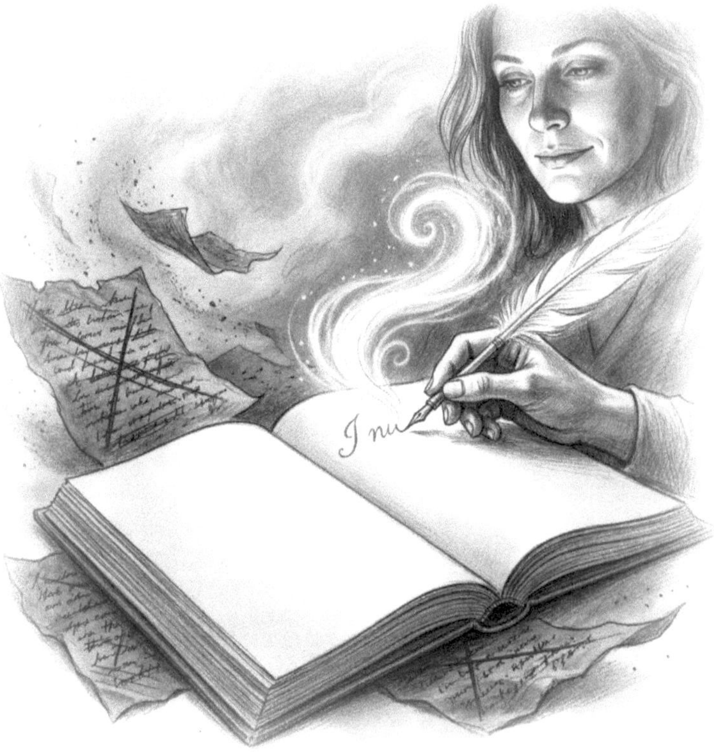

Ich habe gelernt, meine Geschichte nicht mehr zu hassen.
Ich habe gelernt, dass meine Wunden keine Fehler sind,
sondern die Zeilen, die mich zu dem gemacht haben, der ich bin.
Trauma war der Anfang meines Buches,
aber es ist nicht das Ende.
Ich bin nicht mehr das Opfer dessen, was mir fehlte.
Ich bin die Quelle dessen, was ich mir heute gebe.
Ich schließe das alte Buch mit einem tiefen Seufzer und
schlage das neue auf.
Es riecht nach Hoffnung.
Es riecht nach mir.
Und zum ersten Mal in meinem Leben freue ich mich darauf,
zu lesen, wie es weitergeht.

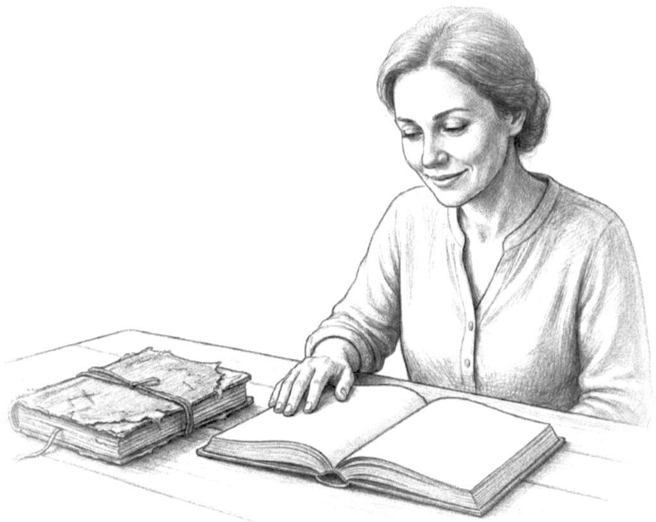

Du hast in der Dunkelheit so lange nach Licht gesucht, dass du vergessen hast: Du selbst trägst dieses Licht in dir – seit dem ersten Tag.

Schlusswort

Du bist angekommen

Du hast die letzte Seite erreicht.
Aber eigentlich hast du viel mehr getan: Du hast den Mut besessen, dorthin zu schauen, wo es lange Zeit dunkel war. Du hast die Hand des Kindes ergriffen, das du einmal warst, und hast es aus der Einsamkeit der Vergangenheit in das Licht deines heutigen Lebens geholt.

Vielleicht fühlst du dich jetzt nicht „fertig" oder „geheilt" in einem klinischen Sinn. Und das ist vollkommen okay.
Heilung nach einem Entwicklungstrauma ist kein Ziel, an dem man ankommt und den Koffer abstellt.
Es ist eine neue Art zu leben.
Du sprichst jetzt anders mit dir.
Du gehst achtsamer mit deinen Grenzen um.
Du spürst schneller, wenn dein inneres Kind Angst bekommt, und du weißt jetzt, wie du es beruhigen kannst.
Und du verzeihst dir schneller, wenn du doch einmal wieder in alte Muster fällst.

Du hast dieses Buch nicht nur gelesen – du hast dich selbst berührt.
Du hast Schichten abgetragen, die dich jahrelang geschützt, aber auch eingeengt haben. Das ist mehr, als viele jemals wagen.

Wenn du eine Sache aus diesen Seiten mitnimmst, dann vielleicht diese: Es gibt kein perfektes Leben nach dem Trauma. Aber es gibt dein Leben. Und es darf sich jetzt endlich sicher anfühlen. Nicht in jedem Moment, aber immer öfter.

Glaub nicht an ein plötzliches Wunder, das alles ungeschehen macht. Glaub an dein eigenes Leuchten – auch wenn es manchmal noch flackert. Es ist da. Du bist da. Und das ist mehr als genug.

Danke, dass du diesen Weg gegangen bist. Für dich. Mit dir. In dir.

Und wenn du irgendwann vergisst, wie weit du gekommen bist – blättere zurück. Nicht nur in diesem Buch. Blättere in deinem Herzen. Denn dort hast du begonnen, deine Geschichte neu zu schreiben.

Du bist jetzt der Mensch, auf den du als Kind immer gewartet hast.

Du bist angekommen.

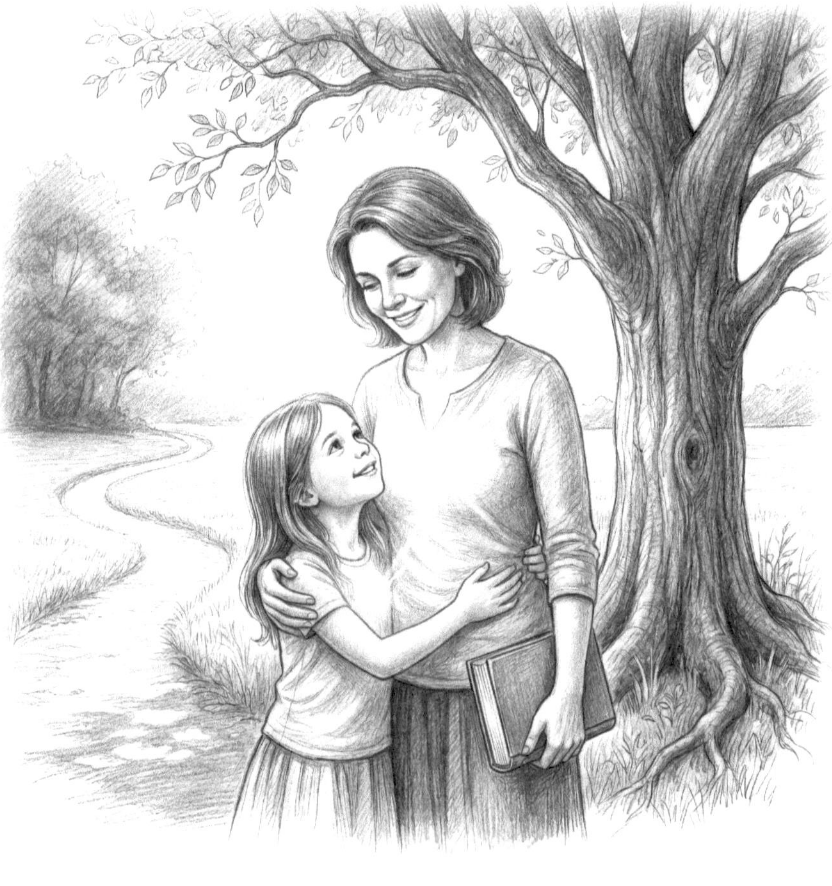

Dieses Buch wurde in Übereinstimmung mit den GPSR-Richtlinien der EU zur Sicherheit von Produkten erstellt.

Die Verordnung über die allgemeine Produktsicherheit ist der aktualisierte Rahmen der Europäischen Union, um sicherzustellen, dass alle Verbraucherprodukte, einschließlich Bücher, für Verbraucher sicher sind.

Dieses Buch wurde von CPI books GmbH gedruckt. Der Drucker hat Sicherheitszertifikate für die verwendeten Materialien wie Tinte, Papier und Kleber ausgestellt.

Die Produktkennung ist: 9783911326247

Der Autor ist für den Inhalt des Buches verantwortlich und hat das Buch von Bookmundo produzieren lassen.

Sollten Sie Fragen zur Sicherheit des Produkts haben, kontaktieren Sie uns bitte.

Bookmundo
Delftsestraat 33
3013AE Rotterdam
Die Niederlande
info@bookmundo.com